20種熱門美容食品

楊媜綝 著

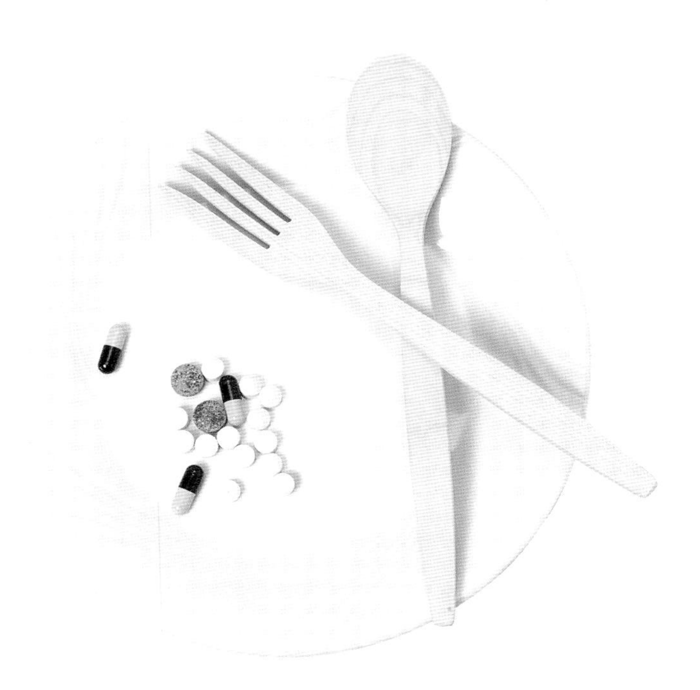

人文的・健康的・DIY的

腳丫文化

推薦序

美、食同源 開啟青春之鑰

■牛爾

DIY美容專家

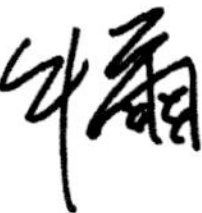

（弘光科技大學化妝品應用管理學系講師）

關於美麗，我還是要強調這句：「自然，就最迷人。」在保養品一片崇尚返璞歸真、原始純淨的自然風之中，近來市場上也興起另一股吃的保養品風潮，強調天然的植物萃取、生物科技技術研發的「美容食品」，如雨後春筍般出現。

在我推廣蔬果美顏DIY的過程中，經常很多愛美的女生也會問我：「除了塗塗抹抹的保養品，還有什麼成分是吃了會讓人變美的？」雖然我不是營養保健方面的專家，但是對於「美、食同源」這種道理，我想是人人都懂的，畢竟外在的保養加上內在的調理，對於美麗絕對是加分的效果。

不過，在追求美麗的同時，健康的問題也不能偏廢，必須注意的是，食品的安全絕對是前提，其次再來驗證是否有效的問題。如何在坊間五花八門的產品廣告當中，選擇真正自己所需、安全有效又不造成身體負擔的產品，確實是需要下點功夫。

《20種熱門美容食品》中所介紹的多種成分，都是當今最熱門的美容食品，希望讀者在追求流行的同時，也能更深入去了解哪些東西對自己有幫助？哪些又是自己不需要的？這本書就是幫你開啟健康美麗的青春之鑰。

本書不只是寫給愛美的女生，也是寫給應該愈來愈重視保養的男性們。向來對美容保養的資訊較為冷感，或是被迫不輕易表達意見的男士們，透過這本書，你將可以輕易了解家中的姊姊妹妹們，究竟她們偷偷變年輕的秘密在哪裡，同時也能為自己找到一個最簡單的保養方式，讓自己也變年輕、有活力。

推薦序

追求美麗
但別成為現代神農氏

■洪勖峰

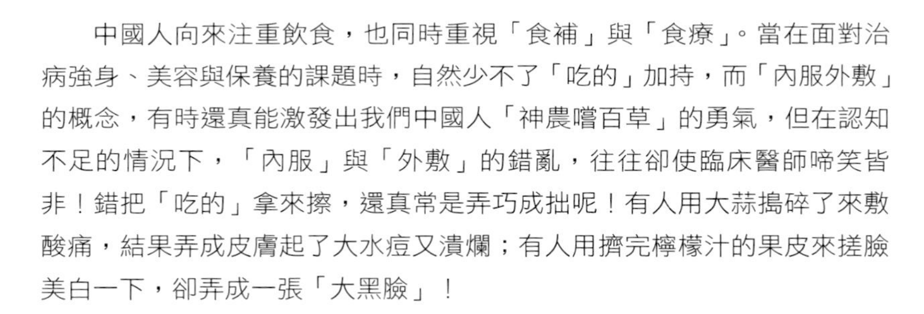

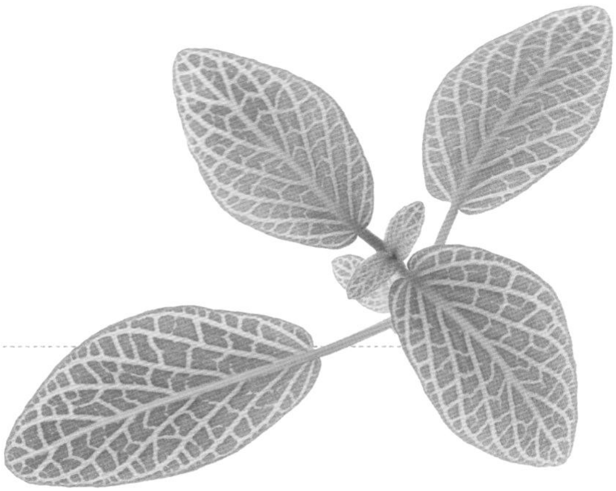

中國人向來注重飲食，也同時重視「食補」與「食療」。當在面對治病強身、美容與保養的課題時，自然少不了「吃的」加持，而「內服外敷」的概念，有時還真能激發出我們中國人「神農嚐百草」的勇氣，但在認知不足的情況下，「內服」與「外敷」的錯亂，往往卻使臨床醫師啼笑皆非！錯把「吃的」拿來擦，還真常是弄巧成拙呢！有人用大蒜搗碎了來敷酸痛，結果弄成皮膚起了大水痘又潰爛；有人用擠完檸檬汁的果皮來搓臉美白一下，卻弄成一張「大黑臉」！

消費者想從食補下手，來達到「美容」、「保養」與「保健」的目的，那千萬得跳脫「神農氏」的「實驗哲學」。從本書下手，當可一探正確的「飲食保養」概念，而不致因道聽塗說或聽信過於誇大的廣告，而讓自己淪為現代食補保養的「神農氏」！

拜生化科技之賜，現代的食補保養概念，也從以往的「原性食材」，進化到經過生化科技萃取提煉濃縮的「健康食品」階段；取代以往一大碗「補湯」的，是一顆顆的健康食品膠囊，而這些口服保養品的功效，真有如廣告所言，如果「吃肝補肝」、「吃肉補肉」，那「吃膠囊就真能補膠原」嗎？媜綡以醫藥記者的背景提筆為文，並且融入各方面的專家意見，本書必當能給市面上各種「保養食品」，正確與客觀的評價，相信亦能協助讀者們了解該如何「愈吃愈美麗」！

醫學美容專家
洪勖峰
（前台中榮總皮膚科主治醫師、佐登皮膚科診所院長）

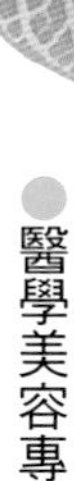

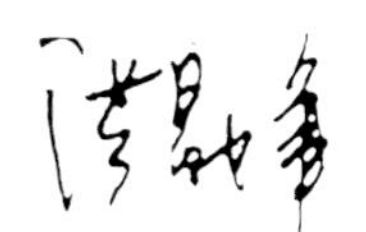

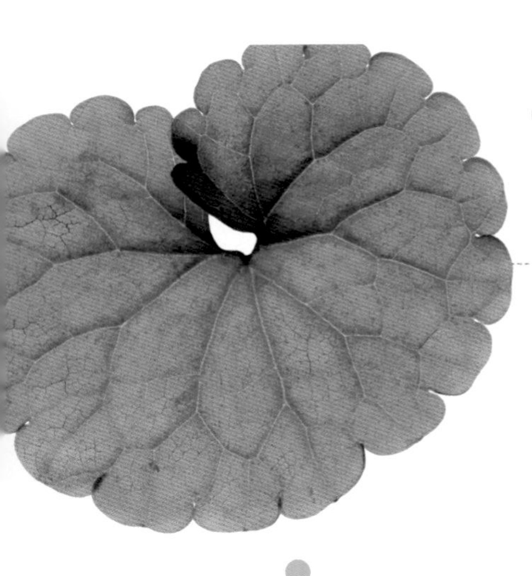

推薦序

裡應外合
繳出水噹噹的成績單

■謝明哲

中國有所謂「藥食同源」的說法，也就是說，光靠吃藥來維持健康是不夠的，日常營養均衡的飲食，更是健康的基石。相同的邏輯似乎可以套在「美容」之上——光靠保養品塗塗抹抹是否還不夠，必須再加上妥善的營養才能常保肌膚美麗呢？其實某些科學研究，已經為這個問題提供了可能的答案。

以自由基為主題的科學研究便是一例。自由基是人體正常呼吸、代謝之下的產物，但可能因為抽菸、飲食不均衡、生活欠規律、壓力過大、空氣污染、輻射線傷害等原因而數目增加，導致人體自然排除自由基的能力超過負荷；長期下來，過多的自由基便可能成為諸多慢性病的禍首，同時也會毀損皮膚裡的膠原蛋白、破壞皮膚的保濕能力，讓抑制黑色素生成的機能無法發揮，以致皮膚乾黑，缺乏光澤與彈性。

此時，一些能夠幫忙清除自由基的抗氧化營養素，就成了愛美者不可或缺的親蜜戰友。當外用保養品有了抗氧化營養素「裡應外合」，不僅學理證明有助於養顏美容，甚至生活週遭早有親友親身體驗，繳出「水噹噹」的成績單。

媜紼是我所熟識的美容養生作家，過去經常在報章雜誌上拜讀她有關美容和保健的文章，篇篇都是內容豐富、資訊正確的佳作。今媜紼再次以她的生花妙筆，加上多方諮詢的專家意見，出版這本《20種熱門美容食品》，相信讀者們將因閱讀本書而獲得青春美麗之鑰，而這正是多數現代人的最愛，不是嗎？

●保健營養專家

謝明哲

（台北醫學大學公共衛生暨營養學院院長）

自序

聰明消費 吃出美麗與健康

■楊媜綈

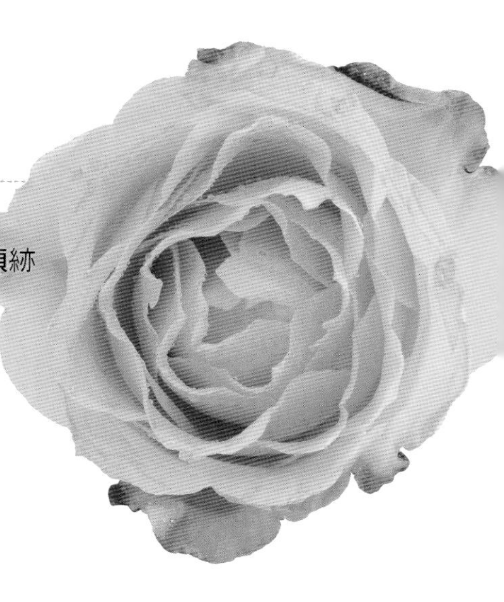

買保養品、做SPA、整形、減肥、打肉毒桿菌……，吃的、抹的、打的、用的……，不管怎樣，女人追求美麗的使命是永不終止，永遠也不嫌累，但是在坊間流行的美容保養品多到不勝枚舉下，如何才能讓消費者可以在五花八門的商品廣告，以及多到氾濫的名人代言的各式產品中，輕易找到適合自己的保養方法？

近兩年，消費者對於追求健康美麗的觀念逐漸改變，奉行「美、食同源」、「內外兼攻」法則，外表可用化妝品、保養品，內在更需搭配食品輔助，強調健康與自然，原本用來擦擦抹抹的保養品元素，例如膠原蛋白、葡萄子、茄紅素、左旋C、綠茶素等等，現在也搖身一變成為喝的飲料或是吞的膠囊，讓吸收更簡便。

這本《20種熱門美容食品》特別針對時下最in的「吃的保養品」元素，例如當紅的膠原蛋白、左旋C、葡萄子、藍藻、納豆、胺基酸……，提供最實用（食用）的美麗教戰守則，讓消費者在這股流行風潮的背後，同時能夠聰明消費，選擇真正適合自己的產品，吃出美麗和健康。

本書分別針對愛美女生最關心的美白保濕、抗皺回春、緊膚抗老及塑身健美等4大主題，分門別類介紹各種時下最in的美容成分。詳述成分本身的作用及效果外，並以專家建議的選購及使用經驗，與想成為水靚美人們分享。另外，本書也結合專業藥師、營養師、中醫師及皮膚科醫師、減重專科醫師的專業建議，提供這些熱門美容成分在廣告文字之外的實際效能，讓大家輕輕鬆鬆用最有效、省錢的方法，愈吃愈美麗。

美容養生專家

楊媜綈

contents
目次

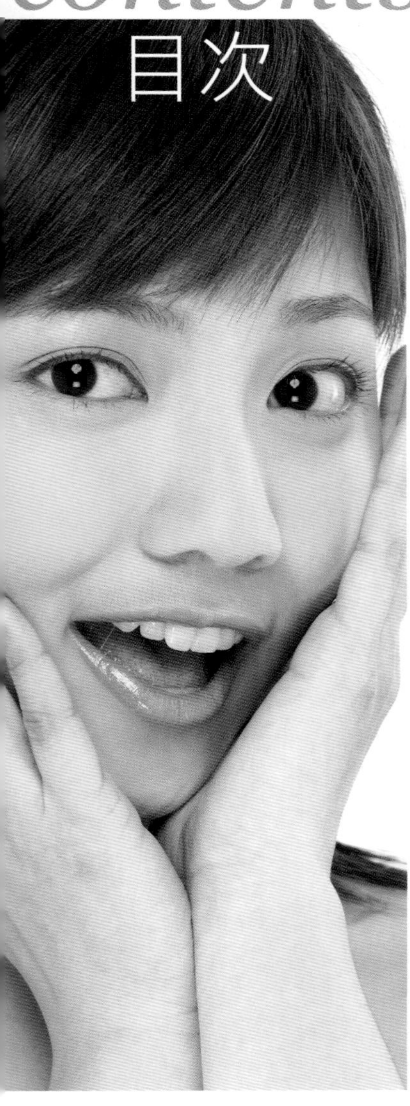

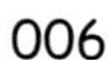

contents

目次

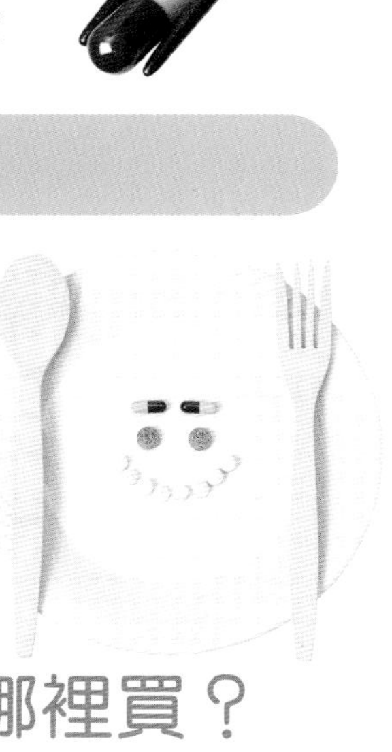

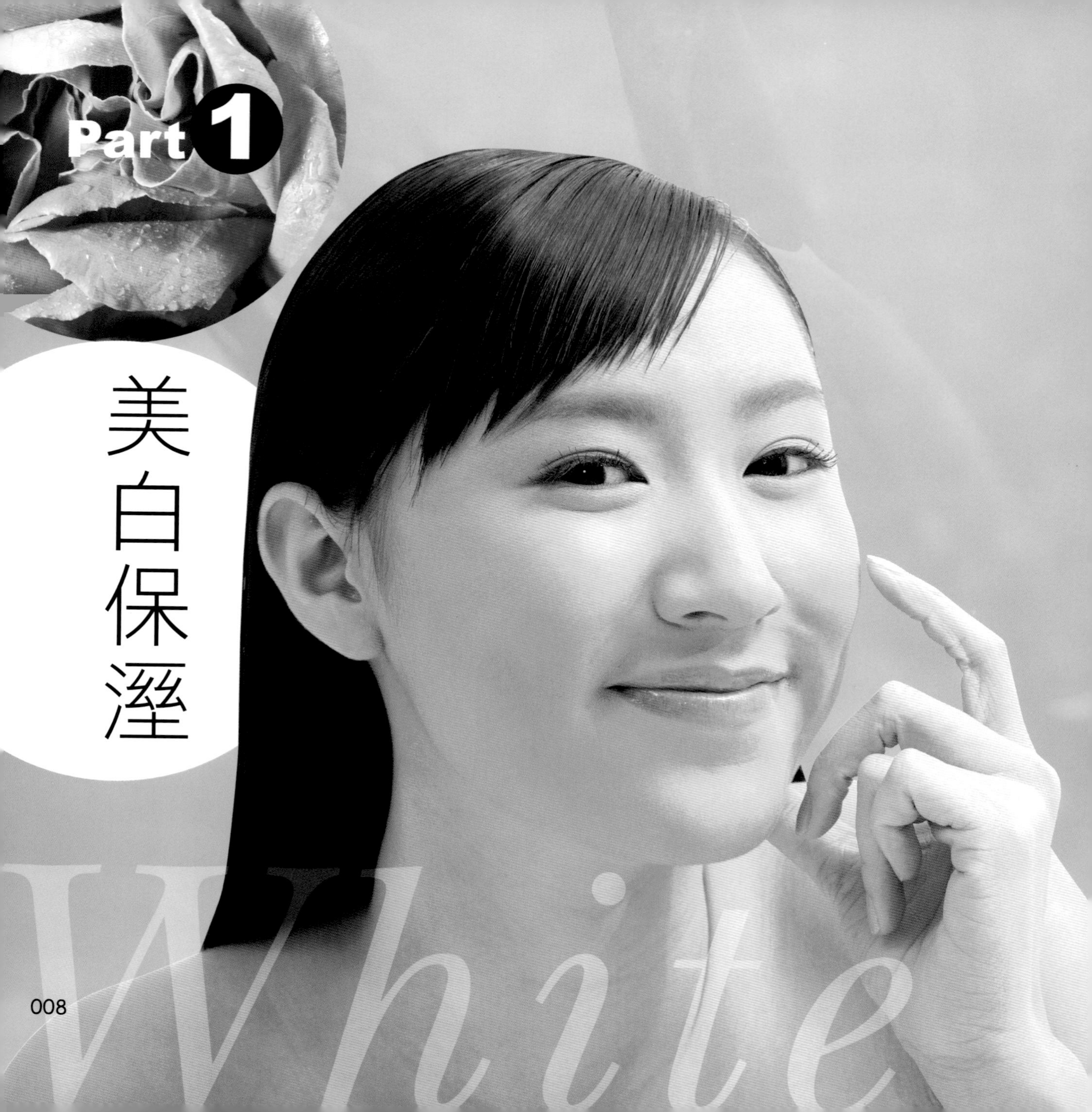
Part 1
美白保溼
White

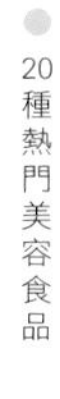

White

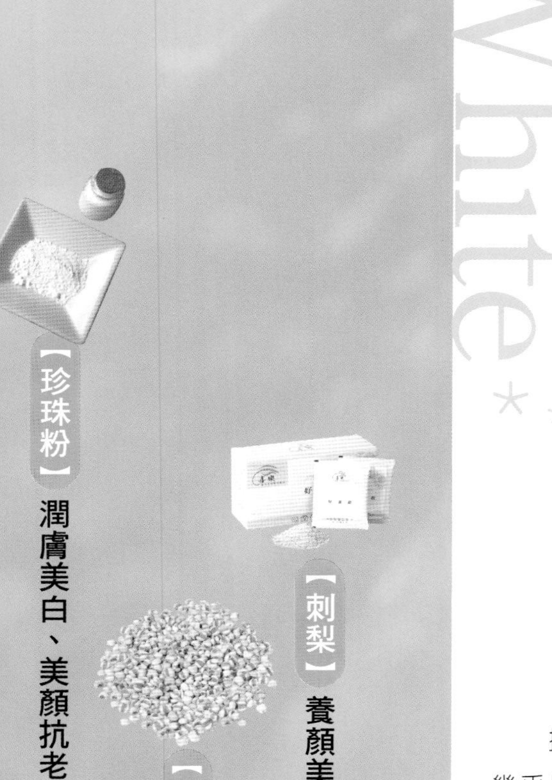

擁有白皙亮麗的膚質，幾乎是每個女人的夢想。市面上標榜具有美白、嫩白、柔白、皙白……功效的產品五花八門，讓人莫衷一是，不知該如何選擇。

現在最新的流行趨勢，則是內服加外用，來個「內、外兼修」、「美、食同源」，讓美麗的效果加速顯現。

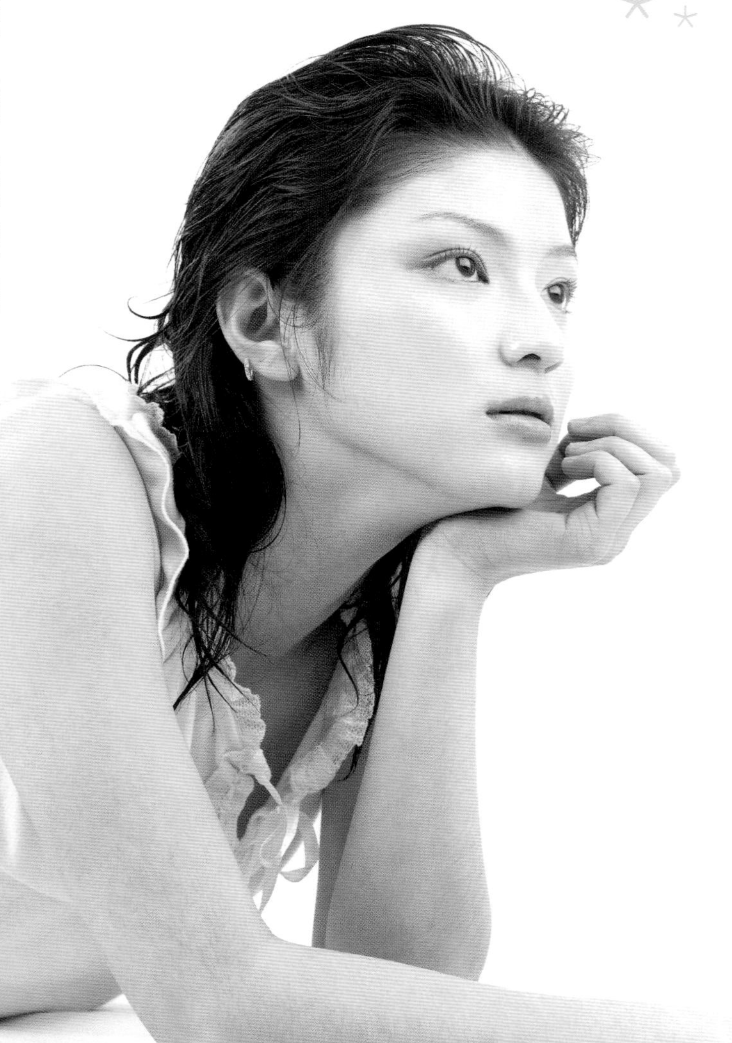

內外兼修
做個白皙水嫩美人

東方人堅信，「一白遮三醜」，擁有白皙亮麗的膚質，幾乎是每個女人的夢想。根據調查，36%的亞洲女性有黑斑、雀斑的困擾，不僅如此，臉色蠟黃、缺乏光澤，也是很多女生的美麗致命傷，美白更因此成為永不褪流行的話題，想要變身白皙美人，幾乎每個愛美的女性都有一些小偏方。

美白、嫩白、柔白、皙白……，市面上標榜具有美白功效的產品五花八門，讓人莫衷一是，不知該如何選擇。喜歡DIY者，有人會用綠茶粉、綠豆粉、黃瓜洗臉或敷臉；懶得自己動手做，就只有花錢買保養品，但是無論是內服的還是外用的，都有各自的擁護者，而現在最新的流行趨勢，則是內服加外用，來個「內、外兼修」、「美、食同源」，讓美麗的效果加速顯現。

揭開美白的新秘方

塗塗抹抹的外用保養品，像是左旋維他命C、麴酸等，都有抑制黑色素、促進美白的效果，內服方面，近幾年相當流行的美白聖品就是葡萄子，只要每天攝取50至100毫克（mg），長期下來就能還給肌膚原有的光滑透明。而熱門的左旋C，除了導入及塗抹，近來內服的產品也越來越多；用珍珠粉美白，則是自慈禧太后時就流傳下來的美顏秘方；薏仁也是自古醫書裡就有記載具有美白的功效，現在則被廣泛應用於各種外用與吃的保養品當中，流行熱潮也從日本傳回台灣。而刺梨是中國西南方特產的一種水果，現在它的美白保濕效果也受到國際化妝品業者的注意，除了添加在保養品當中，各種飲料及膠囊的補充食品，也愈來愈熱賣。

面對林林總總的美白產品與成分，到底哪一種才是讓你化身白雪公主的靈藥？就讓我們一一來揭開美白秘方吧！

白皙水嫩美人 Do與Don't

Do/力行

- 防曬、多喝水、充足的睡眠。
- 白菜、洋蔥、蘿蔔：對於褪黑色素有很好效果。
- 玉米：胱胺酸含量豐富，是食物中少有的，也是可以替你阻擋紫外線的天然食品。
- 水果：草莓、奇異果、芭樂、番茄、檸檬等維他命C含量高，也是天然的美白聖品，可以由體內幫你很快白回來。

Don't /禁忌

- 抽菸、喝酒、熬夜。
- 芹菜、韭菜、芫荽（香菜）、九層塔：吃多了經紫外線照射易產生斑點。
- 紅豆：也是一個極易感光的食物，少吃為妙。
- 胡蘿蔔、木瓜、柑橘、芒果：β胡蘿蔔素含量較豐富的食物，因為本身帶有黃色素，吃多了較容易色素沉澱或臉色偏黃。

美容常用中藥材及作用

除了以上所介紹的熱門美白保濕成分，近幾年崇尚自然的潮流當道，化妝品廠商逐漸以植物或礦物成分替代動物組織，消費者選擇也以植物成分為主流，愛美的你，也可以多認識一些中醫常用的美容藥材。

- 白芷：排膿、生肌、活血、美白
- 綠豆：清熱、消炎
- 薏仁：排膿
- 當歸：活血化瘀
- 茯苓：調解水分
- 蘆薈：美白、清熱、收斂、促進傷口癒合
- 何首烏：髮色烏黑
- 人參：滋養、保濕、振奮元氣
- 黃連：清熱解毒

（資料來源：衛生署中醫藥委員會）

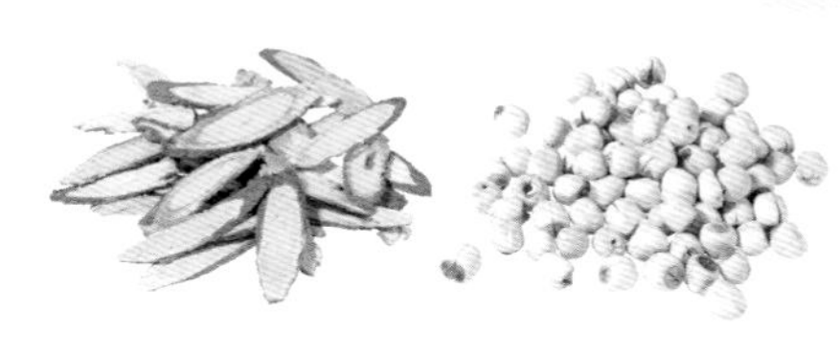
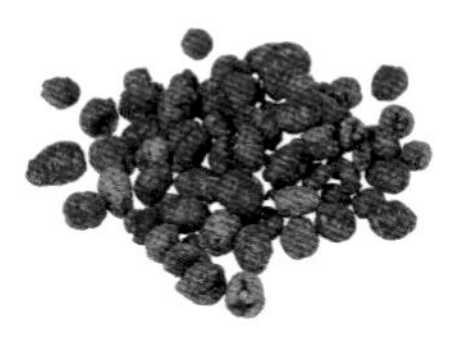

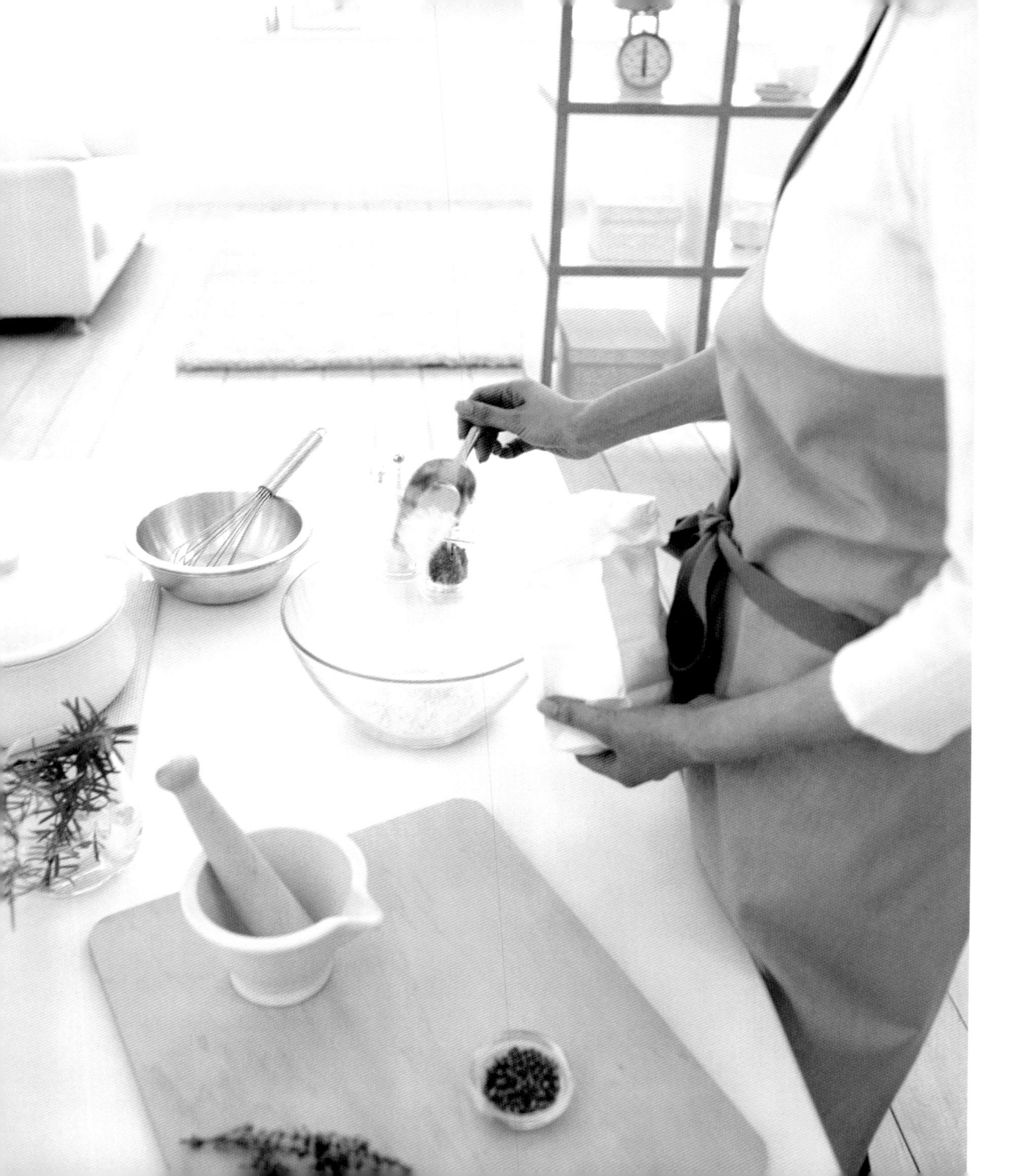

L-ascorbic Acid

01* 左旋維他命C

- 褪色素斑、皮膚美白
- 合成膠原蛋白、保持彈性與預防皺紋形成
- 抗氧化作用，保護皮膚不受紫外線傷害

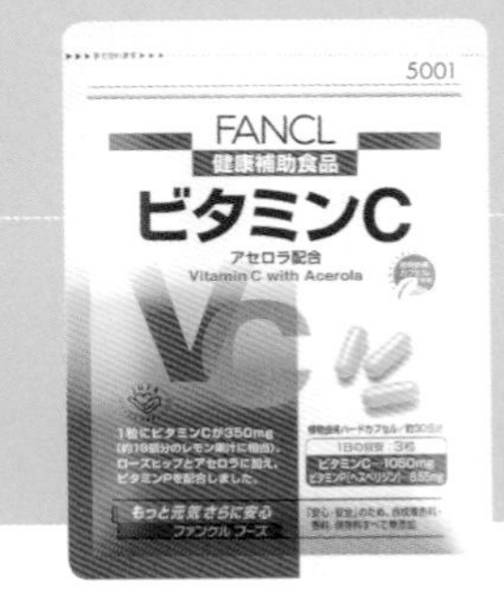

左旋維他命C的好處

- 褪色素斑、皮膚美白
- 合成膠原蛋白、保持彈性與預防皺紋形成
- 抗氧化作用，保護皮膚不受紫外線傷害
- 提昇免疫系統
- 促進鈣、鐵吸收
- 促進葉酸的作用

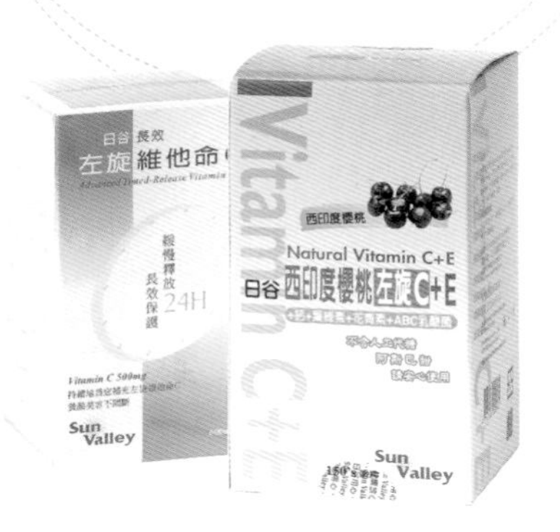

什麼是左旋維他命C（L-ascorbic Acid）？

一般人對於維他命C大多不會太陌生，但或許你並不知道，天然存在的維他命C，依結構可分為左旋及右旋兩種，但只有左旋維他命C(L-ascorbic acid)，才是可以被人體吸收利用的。因為維他命C的高氧化率，讓它可以有效的幫助身體細胞抵抗自由基的氧化侵害，包括讓已經形成的黑色素還原，所以維他命C是人體很重要的抗氧化劑，也成為最佳的美白聖品。

其實左旋維他命C的主要作用，一開始並不是在美白上。美國杜克大學的皮尼爾教授(Dr. Sheldon Pinnell)在研究左旋維他命C對於減少紫外線傷害的過程中，發現在被實驗的無毛豬身上，塗抹左旋維他命C，這些無毛豬居然

不會被曬傷。之後的一些實驗也證明，維他命C是一種很特別、很經典的抗氧化劑，具有還原黑色素、捕捉游離的自由基、促進膠原蛋白合成的作用，尤其是可以強化肌膚對抗日曬的傷害。

刺激膠原組織生長 皮膚有彈性

由於維他命C具有還原黑色素的功能，聰明的保養品業者，當然就很有默契地炒作、強調「維他命C可以美白」的功能。不過要提醒你，「還原」黑色素的意思是，「將原有的黑色素還原成無色狀態」，這並不代表黑色素不會再生成，真的要美白，除了維他命C之外，還需要藉助可以抑制黑色素生成的成分，以及有效的防曬。

與其他美白成分不同的是，左旋維他命C的功效並不僅止於美白，它還能夠幫助膠原組織的生長，有效減緩肌膚的老化，讓肌膚常保彈性與光澤，不會長皺紋，這也是為什麼說補充維他命C，可以讓皮膚水噹噹的原因。

可惜的是，由飲食攝取的維他命C，大約只有7% 至8% 可以到達我們的皮膚，而且存在體內的維他命C，也容易流失，所以額外補充左旋維他命C，就成了美白抗老的首要功課。

怎麼吃 每日攝取60毫克

維他命C的攝取量，依據行政院衛生署的成年人每日建議量是60毫克（mg），懷孕及哺乳期的婦女，可增加至每天約100毫克。而美國國家衛生研究院依新指南建議，維他命C的每日建議攝取量應由60毫克，增加到200毫克。

此外，有腎結石的患者最好不要服用維他命C，可採取其他成分替代。

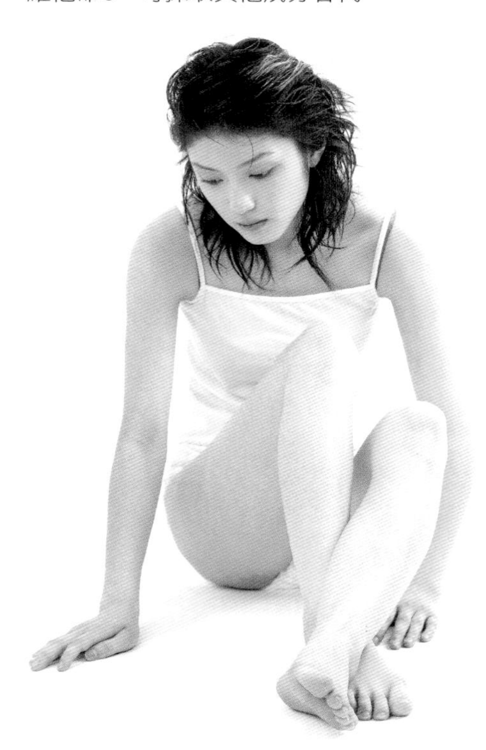

怎麼買 考量左旋C的濃度

如果將左旋維他命C保養品，當作皮膚美白的武器，選對產品加上長期內服加外用，持續使用下來就會發現膚況的改善。在選購左旋維他命C產品前，要仔細思考幾個要點：

1 產品中的維他命C是以何種型態呈現？
2 產品中的維他命C是否穩定？是否不易變質、變色？
3 產品中的維他命C是以何種方式進入肌膚？是如何被肌膚吸收使用？
4 產品中的維他命C有效濃度是多少？

另外，購買口服產品時更要注意是不是合法工廠製造或是合法進口，可以初步確保品質，並注意商譽與售後服務，是不是有消費者專線等。而多種綜合的複方產品通常會有比較好的效果，而且可減低由同一來源過量服用的危險，但是價格相對也比較高。

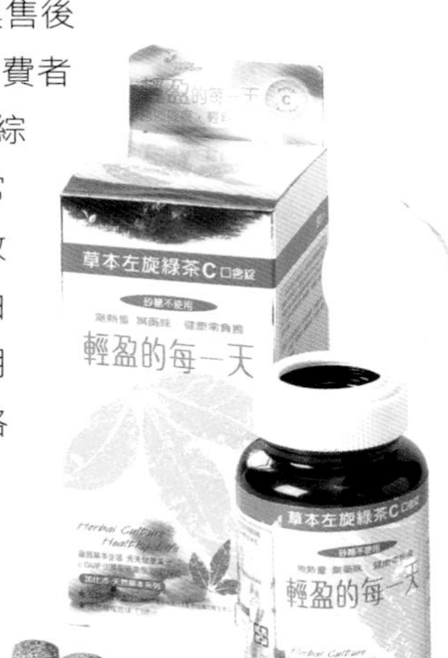

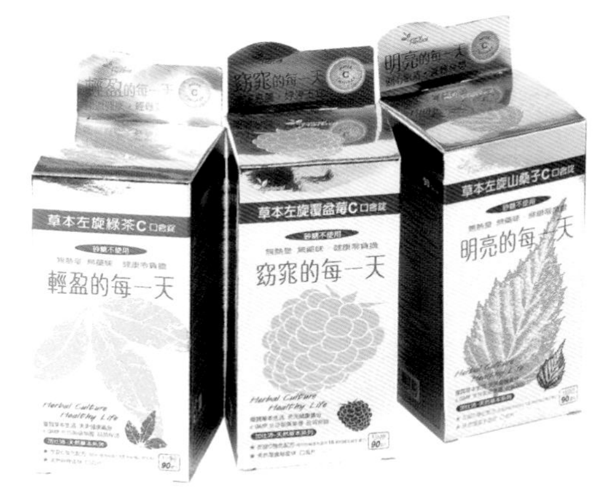

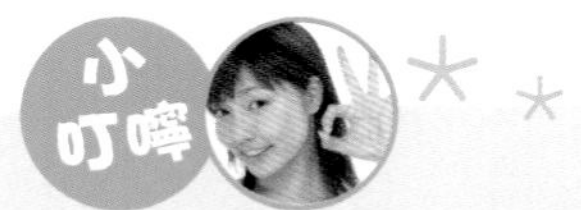

市面上雖然有許多大劑量的左旋維他命C，但是當劑量超過500毫克時，最好不要自己隨意服用，因為以往的研究，一直認為維他命C攝取的量再怎麼大，對身體都沒有什麼不良的影響，但近來已有學者在知名英格蘭雜誌中發表，長期攝取過量維他命C，會對血管造成永久影響。

因此，在額外補充維他命C的同時，注意不要攝取過量。而左旋維他命C容易氧化，開封後必須整瓶放在冰箱裡，裡面放的一小包乾燥劑不要拿掉，且避免與空氣接觸以免氧化。

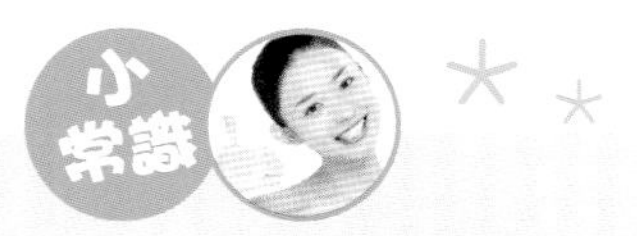

左旋C從哪裡來？

維他命C 重要來源為深綠色蔬菜，平均100公克（g）深綠色蔬菜維他命C含量為50至70毫克（mg），而100公克的水果平均的維他命C含量為40至50毫克，然因一般人吃水果的量要比深綠色蔬菜多，所以無形中水果成為維他命C 的最重要來源。

維他命C 在酸性環境下（pH 5 以下）相當穩定，尤其是PH 3.5 時。倘若酸性降至pH 7 時，維他命C 則很容易被破壞，所以酸性食物（指pH 值較低的）中的維他命C，經加熱破壞的量，比在鹼性食物（指pH 值較高的）中少。蔬菜加熱時間長短對於維他命C 的效應也有影響，若加熱2至3分鐘（炒熱），尚有70至80%被保留下來，若放水中煮爛，則維他命C 幾乎全部被破壞。

維他命C 對熱鹼敏感，對光及重金屬也會產生作用，例如用銅或鐵鍋烹煮蔬菜，對維他命C 的破壞更大；如果以大火快炒，或烹調時把鍋蓋蓋緊，就能保存較多的維他命C。另外，維他命C 在乾燥的狀態下，對空氣則較安定。

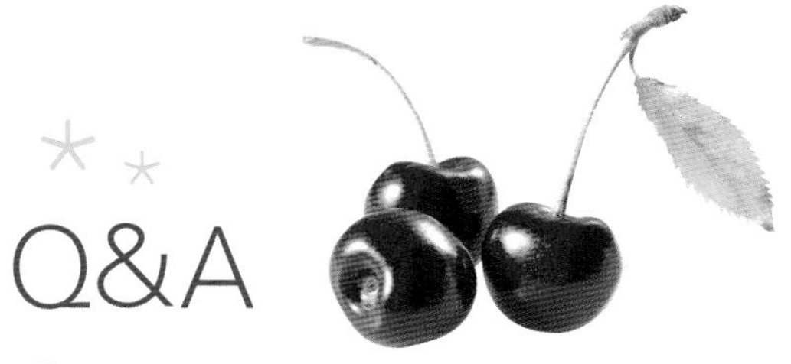

Q&A

Q 左旋維他命C擦的比吃的有效？

A 現在有很多化妝品雖然強調使用維他命C，但因維他命C並不穩定，多半化妝品使用的都是維他命C的化學衍生物，濃度低，效果也有限，而左旋維他命C則是一種高濃度、高穩定性的液態維他命C，使用後會發現效果明顯。

其實左旋維他命C不管是用吃的或擦的，都可以達到一定的美白效果，但至於使用多久才會有效果，其實是因人而異，因此除了保養之外，多吃蔬菜水果，也對大量補充這些美麗元素有加分效果。

以美白功效而言，擦的左旋C效果是優於吃的，但擦的左旋C能否順利通過角質及皮膚的屏障，而達到表皮層的底部（基底層），則是能否發揮功效的關鍵，這與左旋C的濃度、安定性、劑型、載體、與其他成分的搭配等都有關係，吃的左旋C則需要高劑量、長期使用才能有「全身性」的功效，不過對胃酸過多者則不適宜。

（佐登皮膚科、千葉診所院長洪勛峰醫師解答）

Grape seed extract

02* 葡萄子

- 葡萄子＝紅葡萄的種子萃取物質
- 抗氧化物OPCs的主要來源之一，抗氧化能力最強
- 美白、抗老化
- 又稱為「皮膚維他命」、「口服化妝品」

葡萄子的好處

- 中和自由基，延緩老化程度
- 支持結締組織及血管完整性
- 加強傷口癒合，抑制感染發生
- 促進皮膚年輕化
- 加速運動傷害的恢復
- 對抗末梢疾病（如靜脈曲張、靜脈炎）、退化性症狀

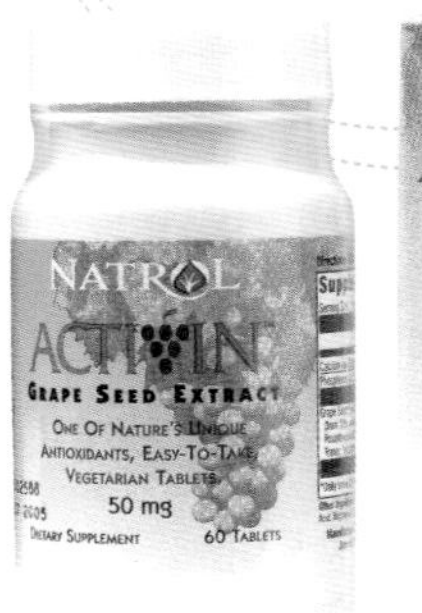

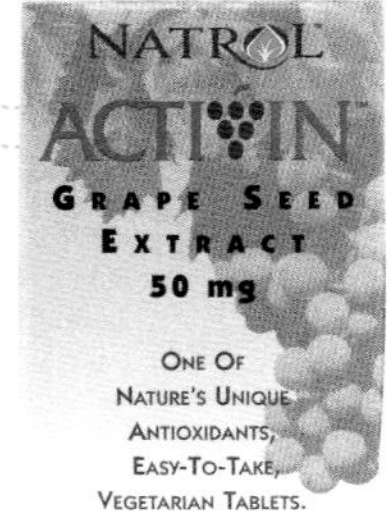

什麼是葡萄子（Grape seed extract）？

愛美的你，對於「葡萄子」這個名詞一定不陌生，它經常和另一個名詞「OPCs」一起出現，到底葡萄子和OPCs是什麼？為何能引起熱潮？

所謂的葡萄子，就是紅葡萄的種子萃取物質Grape Seed Extract，它含有一種人體內無法合成的天然物質，稱為「原花青素低聚合物」Oligomeric Proanthocyanidins(OPCs)，是一種純天然植物萃取的抗氧化劑。

OPCs有什麼作用呢？它可以在大多數的蔬菜和水果中被發現，同時也是讓花卉水果變成多采多姿顏色的因子，被歸類為植物中的抗氧化族群—多酚類（polyphenols），是目前已知營養補充品中，抗氧化能力最強的。

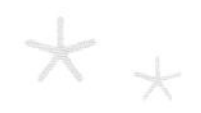

抗氧化力是維他命E的50倍

葡萄子中含有極為豐富的OPCs，大約有80%至85%左右的含量。此外，葡萄子中還含許多強力的抗氧化物，如兒茶酸、表兒茶酸、咖啡酸、肉桂酸、延胡索酸與香草酸等各種天然有機酸，他們不但共同組成強力的抗氧化家族，還能夠幫助OPCs的吸收，因此，葡萄子的抗氧化功能是維他命E的50倍，維他命C的20倍，在歐美甚至有「皮膚維他命」、「口服化妝品」等美稱。

當人體皮膚受到紫外線的侵害，產生的自由基造成肌膚中的膠原蛋白彈力蛋白受損，進而使皮膚的緊密度變差，保水性功能下降，因而產生皺紋。但是葡萄子所含的抗氧化物質OPCs，由於兼具脂溶性及水溶性的特質，對於皮膚表面親水性較強的膠原蛋白，以及親脂性皮下脂肪層的色斑，都具有淡化作用，這也是為什麼葡萄子的抗氧化功能，能夠保護肌膚免於老化的傷害，以及幫助皮膚美白。

怎麼吃 以體重來計算

剛開始服用葡萄子萃取物時，可以體重來計算，每日每公斤可以服用約3毫克，含95%OPCs的葡萄子萃取物，以體重70公斤的人為例，第一週的建議用量約為200毫克，亦即4顆50毫克的錠劑，維持2週至1個月後，再將劑量減至每公斤1.5毫克左右，可以隨餐或開水服用。

若是短期內想針對身體的特定症狀進行調整時，可以使用較高劑量，每天使用4至6顆50毫克的錠劑效果較好，維持服用這個劑量約10天以後，再將劑量減為1/2即可。此外，也可以服用含葡萄子萃取物的複方抗氧化劑（同時含有多種抗氧化成分），因為抗氧化劑之間其實都有協同加成作用，複方往往會比單方的抗氧化劑效果更好。

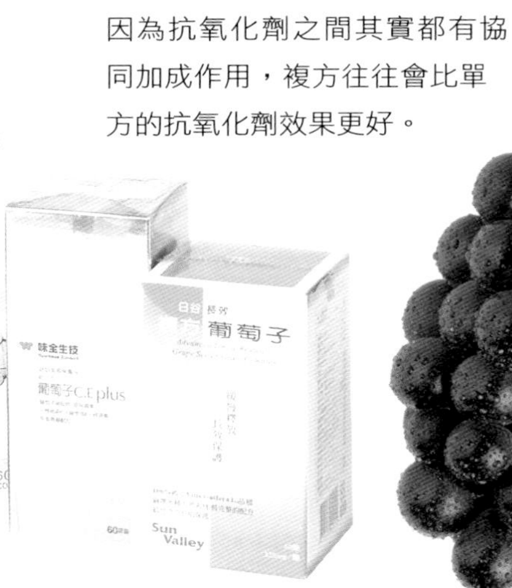

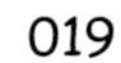

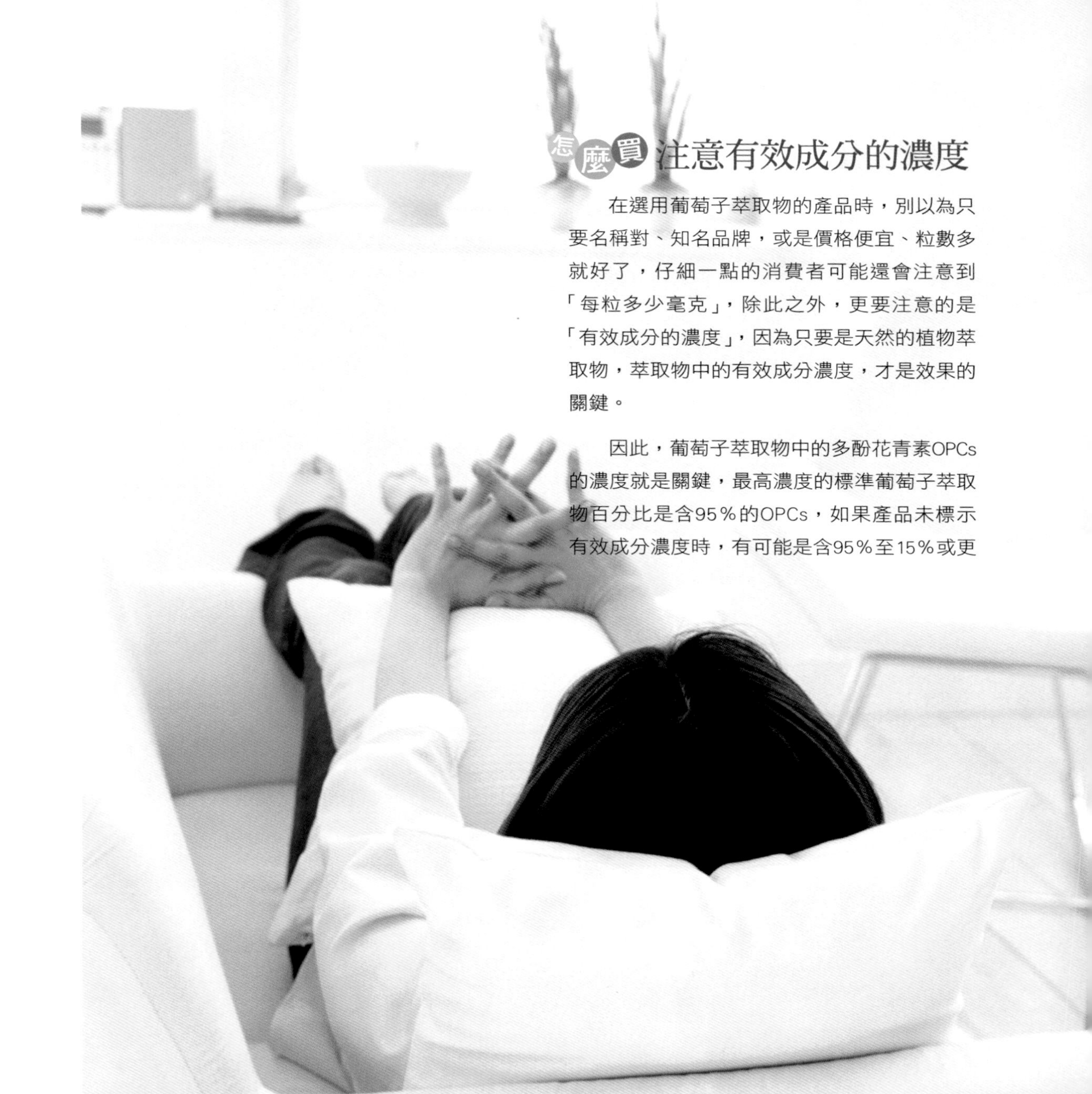

怎麼買 注意有效成分的濃度

在選用葡萄子萃取物的產品時，別以為只要名稱對、知名品牌，或是價格便宜、粒數多就好了，仔細一點的消費者可能還會注意到「每粒多少毫克」，除此之外，更要注意的是「有效成分的濃度」，因為只要是天然的植物萃取物，萃取物中的有效成分濃度，才是效果的關鍵。

因此，葡萄子萃取物中的多酚花青素OPCs的濃度就是關鍵，最高濃度的標準葡萄子萃取物百分比是含95％的OPCs，如果產品未標示有效成分濃度時，有可能是含95％至15％或更

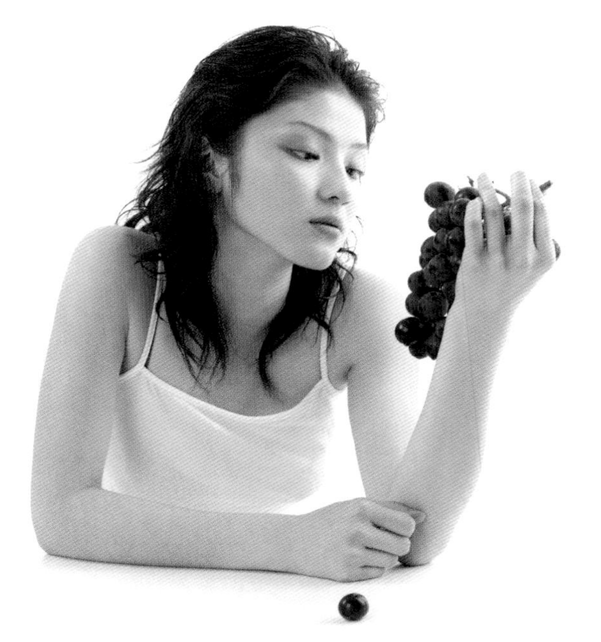

低OPCs。舉例來說，如果標示100毫克葡萄子萃取物含有15%OPCs，就表示其中所含的OPCs就是15毫克；如果是每粒25毫克含95%OPCs的葡萄子萃取物，其中的OPCs濃度就接近24毫克了。

另外，市面上一些葡萄子萃取物產品，除了單方的葡萄子萃取物，有些產品會同時合併可與葡萄子抗氧化作用產生協同加成作用的其他成分，例如萃取自西印度櫻桃的天然維他命C、柑橘生物黃酮素，以及高純度的綠茶萃取物等，高劑量、高純度的氧化物複方，可以達到一般葡萄子萃取物抗氧化作用的2至3倍。

避免跟蛋白質飲料一起服用

因為OPCs與蛋白質有極強的親合力，在服用葡萄子萃取物時，要記得避免和蛋白質類的飲料，如牛奶、豆漿等一起服用；在大魚大肉等大餐之後，若能間隔一段時間再服用會更理想；而OPCs具有振奮精神的效果，最好避免睡前服用，以免失眠。

又因為OPCs是純天然植物萃取，且普遍存在於食物當中，因此即使你正服用其他藥物或營養補充品，也不用擔心會與之牴觸而造成反效果。

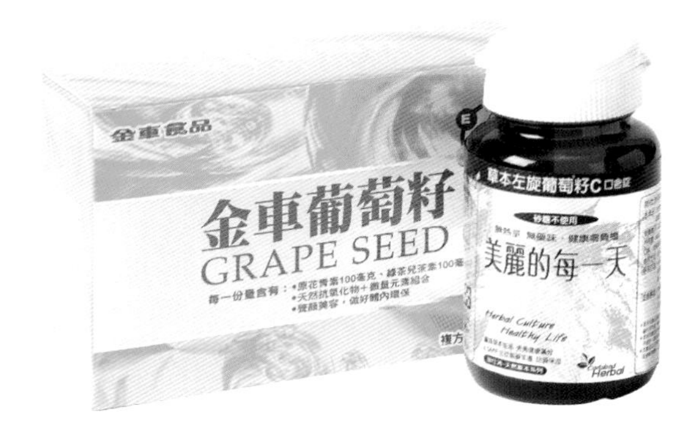

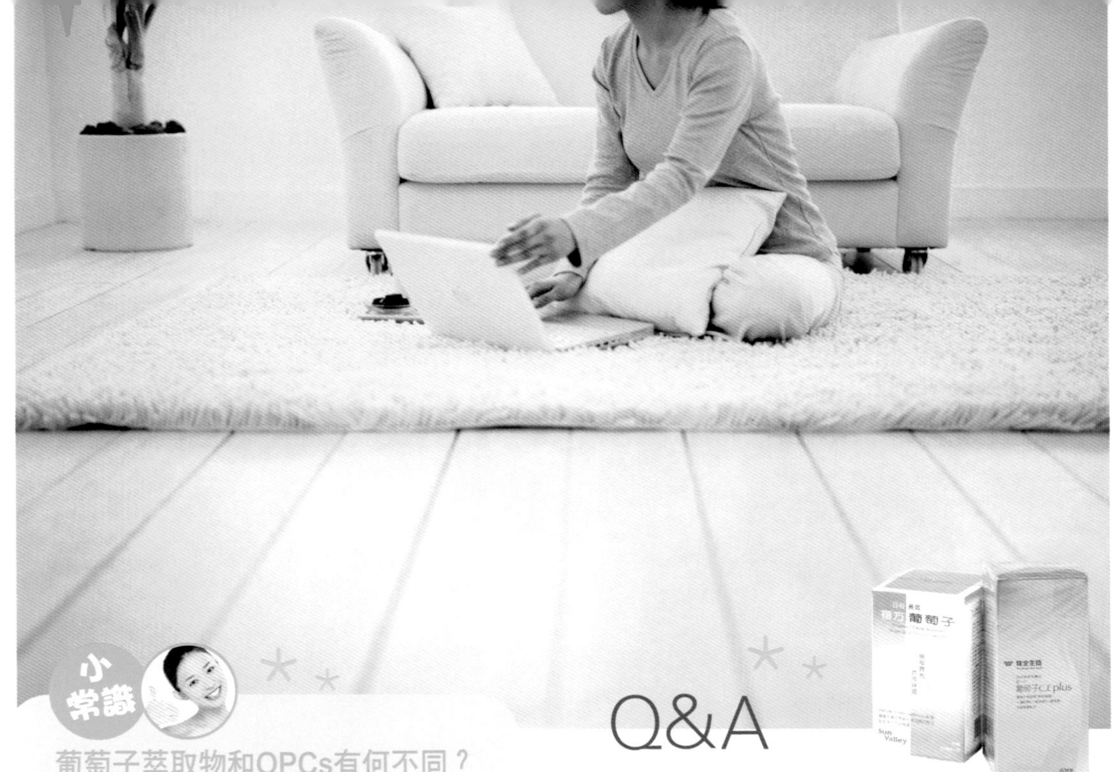

小常識

葡萄子萃取物和OPCs有何不同？

在很多天然的植物當中，都含有OPCs，因為葡萄子中含量豐富，而成為主要的萃取物來源，但OPCs並不等於所謂的葡萄子萃取物，就如同柳橙汁含有一些維他命C，但柳橙汁並非維他命C。

OPCs自1947年就開始有人研究，而大多數的葡萄子萃取物自1995年才出現，其價值也在於葡萄子萃取物當中富含有OPCs，因此，未來如果發現由可可子或其他植物中，能更有效率地取得OPCs，其最終產品仍是OPCs。

Q&A

Q 既然葡萄子中富含OPCs，可以幫助抗氧化，那麼為什麼不直接吃葡萄就好了，何必花錢買葡萄子補充品呢？

A 雖然葡萄子中含有豐富的OPCs，可以作為成分萃取的來源，但是葡萄子當中含有相當多的單寧酸，會刺激腸胃，影響腸胃吸收蛋白質的功能，況且就算吃下再多的葡萄子，真正吃進去的OPCs還是很少，不論是質與量都遠不及濃縮萃取的OPCs補充品來得好，因此，如果想獲得較高品質及效益的OPCs，建議還是適量使用OPCs補充品。

（NNSi全國營養科學研究中心營養師李湘嫻解答）

Pearl

03* 珍珠粉

- 人們常說，「美麗的女人是珍珠做的」
- 埃及豔后、楊貴妃、慈禧太后的宮廷美顏秘方
- 古老的美顏秘方，現代科技更將其效果發揚光大
- 可潤膚美白、促進肌膚新生、防止老化

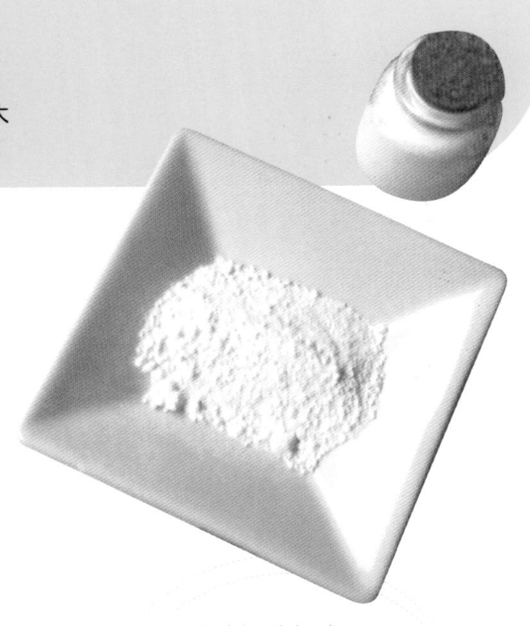

什麼是珍珠粉（Pearl）？

人們常說，「美麗的女人是珍珠做的」，確實，像珍珠一樣的美麗、光艷，相信是所有女性共同的夢想。有關珍珠的傳奇，由來已久，自從人們在貝類的雙殼中發現了豔光四射的珍珠後，除了佩戴裝飾的作用，珍珠也在數千年前就成為美麗女人的秘密武器，不論外敷或內服、治標或治本，珍珠都以其特定的型態，為女性的美麗持續加分。

珍珠的美容功效想必大家早已耳熟能詳，而據說埃及豔后的美顏秘方之一，就是天天都喝加了珍珠粉的葡萄酒，當時埃及的貴婦人為了愛美，每晚臨睡前，還會將珍珠粉混在牛奶中，擦抹全身肌膚，讓皮膚光澤白皙。

楊貴妃的宮廷美容秘方，也是由珍珠搗碎而成的珍珠粉末。就連慈禧太后的青春不老祕

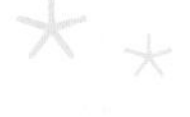

珍珠粉的好處

- 潤膚美白、促進肌膚新生、防止老化
- 安神定驚、清熱化痰和治療潰瘍疾病
- 改善化膿性的傷口、促進傷口癒合

方，也是靠長年服用珍珠粉來維持，她服用珍珠粉數十年如一日，始終遵守定時、定量和長期服用這三個原則，據說她還在宮廷內任命了專門研究珍珠粉的御醫呢。

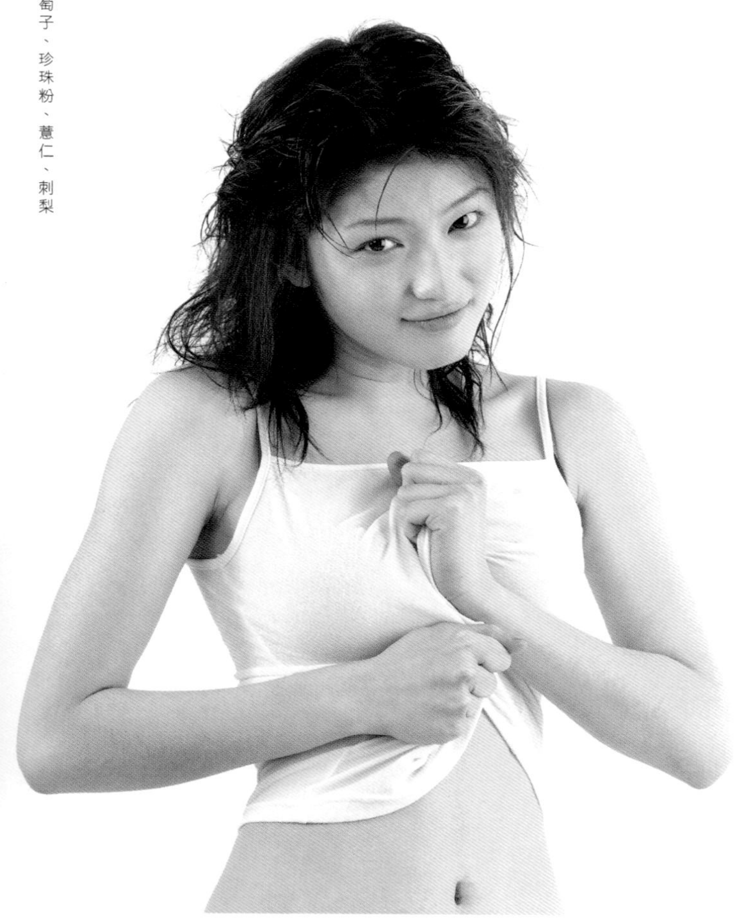

不只是老奶奶的美容偏方

數千年以來，珍珠粉的功效至今仍在民間被廣泛地流傳及使用著，但可別還以為珍珠粉是老奶奶時代的美容偏方，時至今日，珍珠粉在美容上的地位，可仍是與時俱進的，據說藝人「大S」，就是珍珠粉美顏的擁護者。

珍珠可防止皮膚老化、消除皺紋、白嫩肌膚，其秘訣在於主要成分是碳酸鈣，還有多種人體必需的胺基酸。皮膚重要的成分是膠原蛋白，由胺基酸構成，皮膚新生必須有胺基酸參與，珍珠含有18種人體必需的胺基酸，及一種有治療心血管病的胺基酸「牛磺酸」，可以促進皮膚再生。

美容效果是全身性的

珍珠粉的美容效果是全身性的，因為只含於珍珠粉中的貝殼蛋白胺基酸，是良質蛋白質，也是一種膠原纖維，因此，這種貝殼蛋白胺基酸含有更多更好的美肌效果。即使塗了含有膠原配方的乳液，也只能改善身體的某部位，效果無法持久；而珍珠粉中的貝殼蛋白胺基酸，能夠被身體吸收，由體內補給全身肌膚所需的潤澤成分，美容效果不但可達全身，同時也能歷久不衰。

怎麼吃 每次1至2顆膠囊

珍珠粉該怎麼吃最有效？坊間販售的多已是經過處理、研磨好的珍珠粉末，甚至也有所謂的奈米珍珠粉出現，不過為方便服用，現在有些珍珠粉已做成膠囊狀，只要依照指示劑量服用即可，一般建議多為每次服用1至2顆，每日1至2次，配溫開水服用。

生理期避免服用

根據中醫的說法，如果是平時腸胃不佳、容易脹氣的人，因為珍珠粉較難吸收，建議劑量不宜太大，而且不要與茶一起服用，反而影響有效成分的吸收，另外也不建議於生理期時服用，因為珍珠是屬甘寒的藥物，生理期間應盡量避免。

珍珠粉對於美容、健康的效果良好，如果再加上茯苓，功效更是倍增。茯苓不只能提高細胞的活性化，還具有很強的利尿作用，能將消化管與體內組織的多餘水分引進血液中，送到腎臟排至體外。此外，像女性常見的肩膀酸痛、腰痛等症狀，之所以會引起痛感，表示這些部位已有輕微的發炎症狀，是微血管血流不順暢，造成組織停滯所引起。這時如果服用加入茯苓的珍珠粉鈣，便能改善發炎症狀，使組織活絡，便能創造美麗的肌膚。

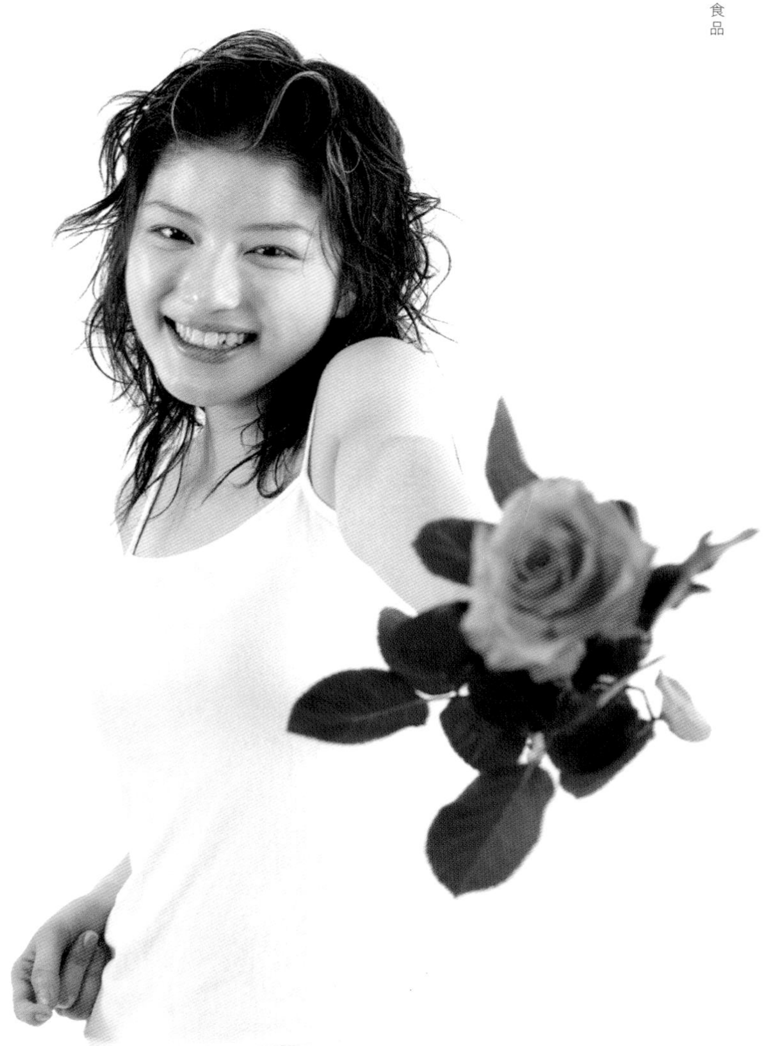

怎麼買 購買有品牌、標示清楚的產品

細度是決定珍珠療效的主要關鍵，因為珍珠粉的細度會影響它在人體的吸收率，《本草綱目》一書記載：「珍珠質最堅硬，研如飛麵方堪服食，否則傷人臟腑。」過去只要是珍珠的愛用者，多半習慣在中藥房購買，以為「眼見為憑」，可以看著珍珠現場研磨，但是品質與療效卻缺乏保證；還有些人可能誤以為買到的珍珠粉「不純」，其實珍珠的前置泡製作業、水解處理等技術都會影響其品質，這些一般消費者是無法輕易辨別的，最簡單的方法是購買有品牌、標示清楚的產品。

2個方法教你辨別真偽

珍珠可以分為海水產和淡水產兩大類，又有天然產及人工養殖的分別，其間的價格差別很大，市售珍珠粉品質良莠不齊，要怎麼辨別珍珠的真偽？

1 珍珠粉置於盤中，以噴射打火機的高温燒烤，如果立刻出現烏黑的焦塊，這種珍珠粉可能是用貝殼磨成的假珍珠粉；真正的珍珠粉，怎麼燒過之後只略為泛黃，很容易辨識。

2 加點醋到珍珠粉裡，看會不會冒泡，如果會冒泡就是真的。

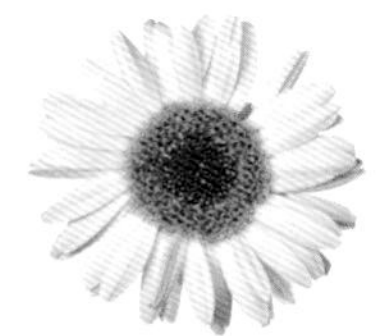

需磨成極細的粉末才能服用

珍珠自貝類身上採摘出來後，必須經過加工處理才能供人使用，中國人很早就懂得將珍珠研磨成極細的粉末服用，並使珍珠藥效充分發揮。古人認為珍珠粉若不能研磨到如麵粉一般細，則服用後極可能對人體的臟腑產生傷害。

以現代的科學角度來看，珍珠粉不但要夠細，還得去除其內含的重金屬和有害雜質，如此才可以盡量降低服用珍珠粉對人體造成的傷害和副作用。

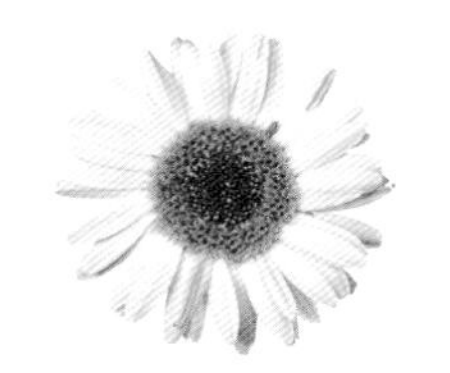

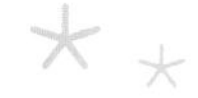

Q&A

Q 聽說懷孕時吃珍珠粉，生下來的小孩會特別漂亮，是真的嗎？會不會影響胎兒健康？

A 孕婦服用珍珠粉並沒有很明顯的禁忌。懷孕時，如果不希望小孩子生出來皮膚很紅，容易長痱子、皮膚炎、長癬子等，不妨在懷孕6、7個月時，吃一點珍珠粉，每天只要吃2分，一天1次也就夠了。受孕期間，一共總計量2兩，對胎兒或媽媽都有相當程度的幫助。而臉上有黑斑的孕婦，也可以在玉容散裡加上珍珠粉一起調勻來敷臉，都會有相當程度的幫助，但是「成本」較高。

比較需要特別注意的，孕婦所服用的珍珠粉，一定要是磨成非常細膩的粉狀，再經水揮方式一次又一次攪和後，沉澱的珍珠粉，否則反而會傷胃及十二指腸，而產生發炎及潰瘍之弊。

（中國中醫臨床醫學會名譽理事長陳旺全醫師解答）

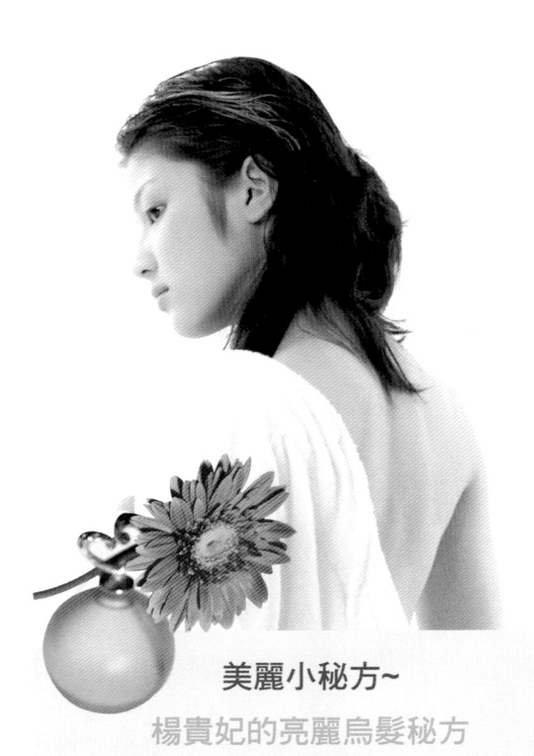

美麗小秘方~
楊貴妃的亮麗烏髮秘方

大家都知道，珍珠粉可以美白皮膚，但你可能還不知道，珍珠粉也能幫助頭髮保持烏黑、防止分叉哦。據說唐朝楊貴妃就有一套使秀髮烏黑亮麗的秘方，方法是將芝麻與柑橘晒乾後，磨成粉末，注入熱水，待數分鐘後，再加入蜂蜜、珍珠粉一起服用。

這種特殊祕方，據說能確保不老長壽，並擁有美麗的肌膚與頭髮。尤其是珍珠粉與芝麻合併使用，不單是肌膚，連頭髮也有很好的效果。

Adlay

04* 薏仁

- 美白鎮靜、健脾滲濕、清熱排膿
- 《神農本草經》列為「養命藥」
- 楊貴妃與慈禧太后的美顏秘方之一
- 現代日本女生的美白武器

薏仁的好處

- 促進新陳代謝、排除體內脹氣
- 可預防青春痘和避免皮膚粗糙
- 改善黑斑、老人斑、贅疣（俗稱魚鱗刺、瘊子)、肉芽等皮膚問題
- 具抗癌作用，可抑制癌細胞的增殖或轉移
- 具鎮痛作用，可減輕肺結核、風濕痛、神經痛等引起的疼痛
- 除濕利尿，有助於腎臟病、膽結石症狀之治療
- 對胃潰瘍、糖尿病和心臟病等，也有幫助

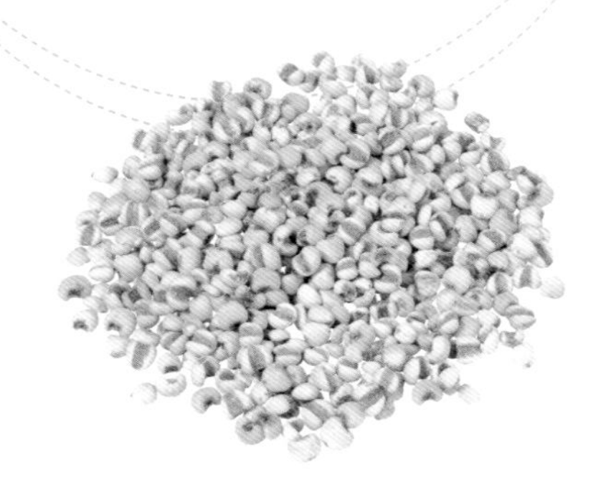

什麼是薏仁（Adlay）？

薏仁應該是一般人都相當熟悉的食材，大家或許也都聽過薏仁可以利尿或美白的功用，卻不見得都知道它的道理與好處何在？但是對愛美的女生來說，尤其對於一心想「白回來」的姊姊妹妹們，你就不能不知道薏仁對美白的好處。

或許很多人也知道薏仁可以美白，但是對於煮薏仁水、吃薏仁米這檔事，總覺得是婆婆媽媽們才會做的事，因而對薏仁不感興趣。其實，拜現代科技進步之賜，腦筋動得快的商人，早就知道如何把這類民間的美容食材商品化，利用科學萃取的方式，不僅讓服用更簡便、吸收力更好，也重新改造了傳統食材在現代人生活中的角色。像是日本女生們，就很流行在包包裡或辦公室，隨手擺上幾包薏仁萃取粉末（adlay extract power)，隨時隨地美顏一下。

擁有豐富的維他命B群

講到這裡，我們還是回過頭來好好認識薏仁吧！自古以來，薏仁被視為滋補強身的養生保健食品。在《神農本草經》和《本草綱目》等漢藥書記載，薏仁既是滋養強壯劑，又是「養命藥」，具有除濕利尿、健脾益胃、消炎和抗腫瘤等功能。1988年中國大陸衛生部公布第一批既是食品又是藥品的64種名單中，薏仁就在其中，近年來大陸營養學家也把薏仁列在解毒類抗癌食品以及延年益壽食品之列。坊間不少美容養生食療書刊，也一定缺不了以薏仁為主要材料的養顏美膳，或是DIY美白偏方，可說是用處多多、好處也多多。

可消除斑點，使肌膚白皙

所有穀類中，薏仁含有最高量的蛋白質和油脂，因此《神農本草經》把薏仁列為上品「養命藥」也。此外，薏仁中含有豐富的維他命B群，以及鈣、鉀、鎂、鐵等礦物質，同時也有研究顯示，每天食用50至100公克的薏仁，可以降低血中膽固醇以及三酸甘油酯，並可預防高血脂症、高血壓、中風等心血管疾病。

在養顏美容的功效上，薏仁因為富含蛋白質，可以幫助消除斑點，使肌膚較白晰，若長期飲用，還可以達到滋潤肌膚的效果。此外，薏仁可以促進體內血液和水分的新陳代謝，所以有利尿、消水腫等作用，並可幫助排便，所以對於注重身材的人來說，薏仁也是一個很好的營養補充品。

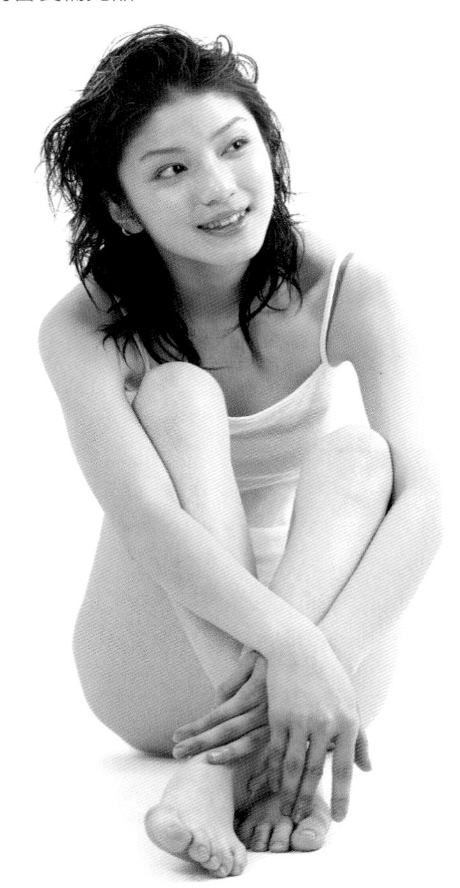

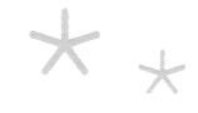

生理期時不要吃薏仁

薏仁是穀類的一種，可以加入飯中同煮、煮湯、磨成粉服用或沖泡食用，比較資深的美女們，對於薏仁怎麼吃，應該都自有一套婆婆媽媽們留下來的方法，女生們只要把握生理期間不要吃薏仁的原則，就沒什麼問題。

不過對於年輕的美眉們，恐怕對於像是煮薏仁水、喝薏仁湯這檔事不見得感興趣，或許也沒時間，所以現在坊間已經有很多調配好的薏仁粉，一次一包，可以直接吃，也可以跟牛奶、葡萄糖，或是其他飲料一起調配飲用，方便又有效。

食用薏仁的注意事項：

1 薏仁會使身體虛冷，所以正值經期的婦女應該避免食用。

2 薏仁所含的醣類黏性較高，吃太多可能會妨礙消化，所以服用時要適量，千萬別因為想快速達到美白效果就拚命吃呦，畢竟烏骨雞是很難變成立即變成白肉雞的。

3 除了美白功效，薏仁雖然有降低血脂及血糖的功用，但畢竟只是一種保健食品，不能當作藥品，所以有高血脂症狀的患者，還是要找醫生治療，千萬不能自己當醫師，隨便拿薏仁來治病呦。

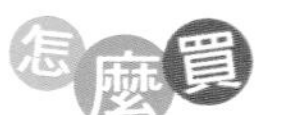

即用包可隨身攜帶

薏仁在一般中藥房，甚至雜貨店，都很容易可以買到，是便宜又好用的美容聖品。現在也有一些保養品牌、中藥廠商，從日本進口或是在國內製造包裝調配好的即食型薏仁粉，方便OL（office lady）隨身攜帶食用。購買時只要選擇知名品牌的商品，並注意商品包裝標示、使用說明是否清楚等，較有保障。

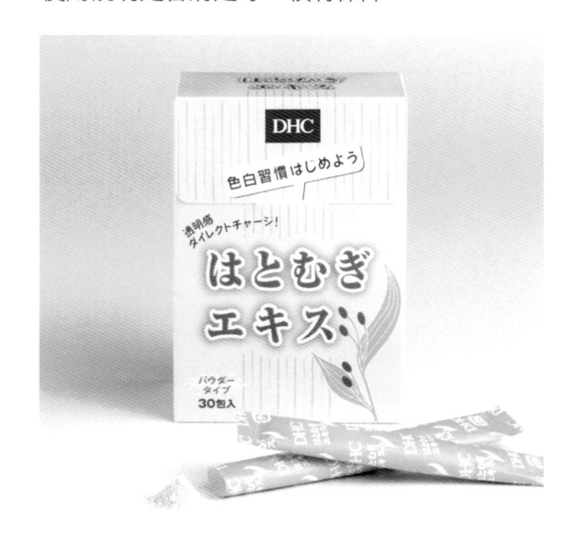

美麗小秘方~

慈禧太后的【牡丹薏仁花浴】

據說慈禧太后在年輕還沒進宮時，就愛洗花浴，而牡丹花正是她美容花浴的素材之一。牡丹薏仁花浴的材料很簡單，只要2朵牡丹花跟3湯匙的薏仁粉。方法是先把牡丹花瓣摘下搗碎，接著，把薏仁粉倒進水溫45°C的浴缸中溶解，然後把搗碎的牡丹花瓣與汁液倒進水裡，接著就可以輕輕鬆鬆泡美容澡，時間可控制在10至20分鐘左右。牡丹的藥理是清熱涼血、活血化瘀、抑制斑點；薏仁則可美白鎮靜、健脾滲濕、清熱排膿。要注意的是，牡丹薏仁花浴是全身浴，但曬傷的肌膚不適合馬上浸泡，最好等兩、三天後再泡澡。

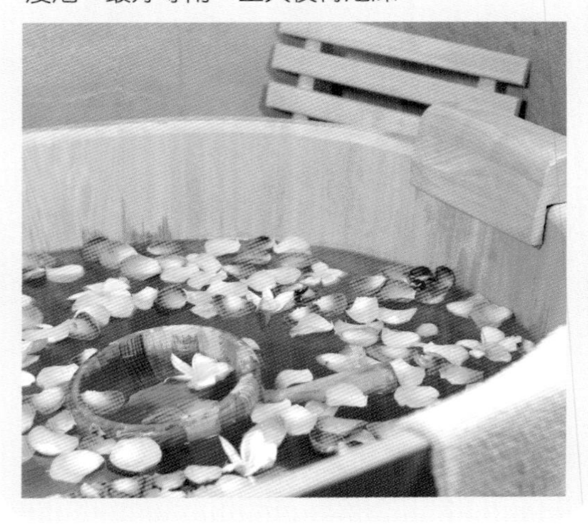

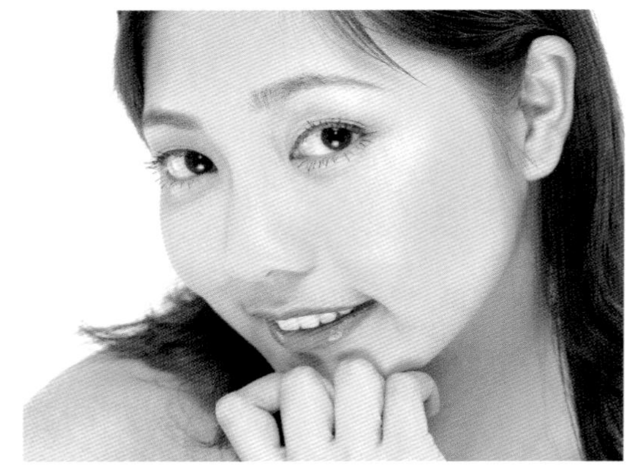

Q&A

Q 我已經懷孕20週左右，聽朋友說懷孕時不能吃薏仁，會使羊水漸漸流失，還會造成胎兒畸形，但我之前有吃過，會不會有什麼問題？為何孕婦不能吃薏仁？真的會對胎兒會有影響嗎？

A 薏仁具有利尿作用，可能會引起體內鈉鉀離子的不平衡，水分也會排出較多，對於孕婦來說，子宮內的羊水量也許會減少，但不會造成胎兒畸形，所以懷孕時還是可以吃薏仁，但不宜多吃。懷孕中期雖然可以吃中藥，但必須經過中醫師望聞問切、辨證論治，確定病情再開立處方後，才能夠安心服用，千萬別聽信「隔壁阿婆」的偏方。

（中國中醫臨床醫學會名譽理事長陳旺全醫師解答）

Cili Fruit

05* 刺梨

- 抗氧化保健新寵
- 被譽稱為「水果中的維他命C之王」
- 美白、抗老化
- 養顏美容

刺梨的好處

- 美白、抗老化
- 養顏美容
- 解渴消暑、健胃消滯、滋補強身
- 防治心血管疾病
- 抗癌作用

什麼是刺梨(Cili Fruit)?

刺梨學名為Rosa roxburghii Tratt，又名送春花、木梨子、繅絲花，為薔薇科薔薇屬，多年生落葉果樹，小灌木，果、葉、花均可入藥食。刺梨是苗族習慣用的藥材之一，分布於四川、雲南、貴州、湖南、廣西一帶，其中又以貴州的野生刺梨最多，多散生於山野、田邊、路旁、溪溝兩岸及丘陵坡地。

其實，在中醫典籍中就記載：刺梨性味甘酸、性寒。其傳統藥效為解渴消暑、健胃消滯、滋補強身等，刺梨中的某些成分對軟化血管、防治高血壓、冠心病、動脈硬化等有顯著療效，還有一定的抗癌作用。但可別以為這是中國傳統的「偏方」，經過科學的驗證與萃取技術，現在的刺梨萃取物，已被製成粉末或膠囊，成了歐美人士日常服用的最新抗氧化食品。

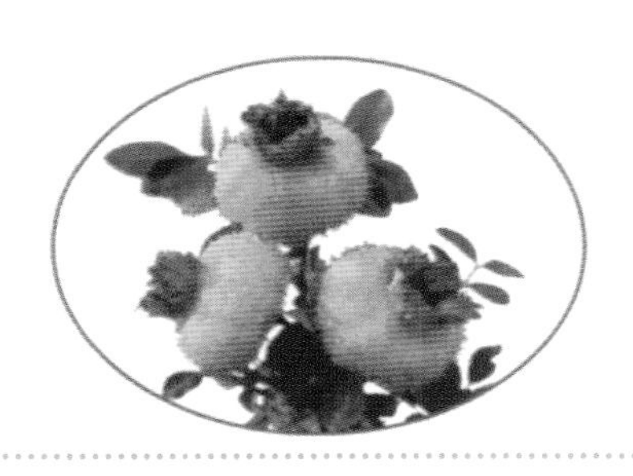

水果中的維他命C之王

可直接食用，味道酸甜適中，口感微澀，卻有一股特殊的芳香。刺梨的乾果可泡茶、浸酒，也可以加工成果乾、鮮果汁及甜點等食品工業的原料。它會成為熱門抗氧化劑的新成分，主要由於其含高量的維他命C，每100公克的刺梨含有2500至4000毫克的維他命C，而被譽稱「水果中的維他命C之王」。

刺梨果實含有抗氧化物質、黃酮類、胺基酸以及多種微量礦物質。每100公克刺梨果實，含有超氧化物歧化酶(Superoxide Dismutase, SOD)類物質22萬個活性單位（IU），維他命C的含量為2500毫克，高出橘子46倍，蘋果450倍，且其中所含的黃酮類含量，也高出一般蔬菜120倍。此外，刺梨果實含有10多種胺基酸，其中Lysine、Leucine、Isoleucine、Phenylalanine和Threonine是人體必須胺基酸；其他還有維他命B1、維他命B2，以及鋅、銅、鉬、鐵、鉀、鎂、鈷、矽等礦物質。

實驗證明確有抗老效果

有關刺梨的抗氧化效果，國外曾做過的一項研究，針對78位55歲以上、身體健康的老人，讓他們服用刺梨飲料進行臨床觀察，結果發現，服用後其體內紅血球細胞ＳＯＤ活性升高將近1倍，人血漿LPO含量則下降1單位。顯示刺梨飲料有抗自由基、抑制過氧化脂質生成的作用，進而達到抗衰老的效果。

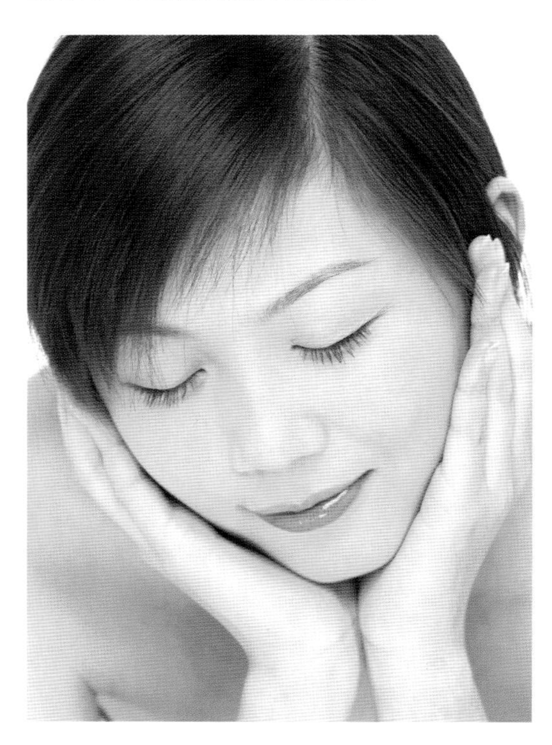

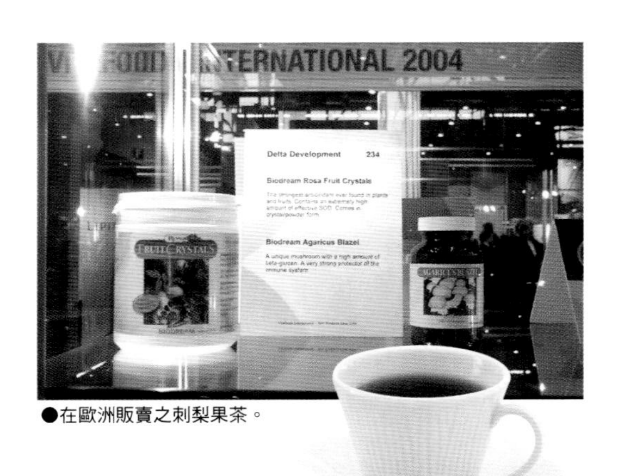

●在歐洲販賣之刺梨果茶。

怎麼吃

刺梨萃取物一天2公克即可

刺梨成熟時黃中泛紅，基本上可供食用，但味道稍嫌酸澀，所以一般人比較少直接接觸到刺梨果實，市面上產品大多是經過適當調味的果汁、沖泡式即溶飲料，或者是刺梨萃取物製成的膠囊或錠劑等營養補充劑。如果購買果汁或沖泡式即溶飲料，喝起來的味道應該是酸中帶甜；有一點像是「檸檬茶」的味道，但酸度上沒有「檸檬茶」那麼酸。

建議最有效的食用方式，應該是一天攝取2公克的刺梨萃取物，這樣就能達到足夠攝取2萬5000個活性單位以上的SOD類物質，直接食用膠囊或沖泡式飲料皆可。

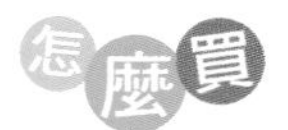

辨別SOD的活性單位

如果購買果汁或沖泡式即溶飲料，要注意的選購原則是「SOD類物質的活性單位」，基本上，每天應攝取2萬5000個活性單位以上的SOD類物質，購買產品時應仔細查閱產品的建議攝取量，看看是否能達到這個標準以上。

如果購買刺梨萃取物製成的膠囊或錠劑，就比較難從「口味」上辨別產品的真偽或好壞，只能從上述「SOD類物質的活性單位」去著手。同樣的，每天應攝取2萬5000個活性單位以上的SOD類物質，購買時仍應仔細查閱這些膠囊或錠劑建議攝取量。

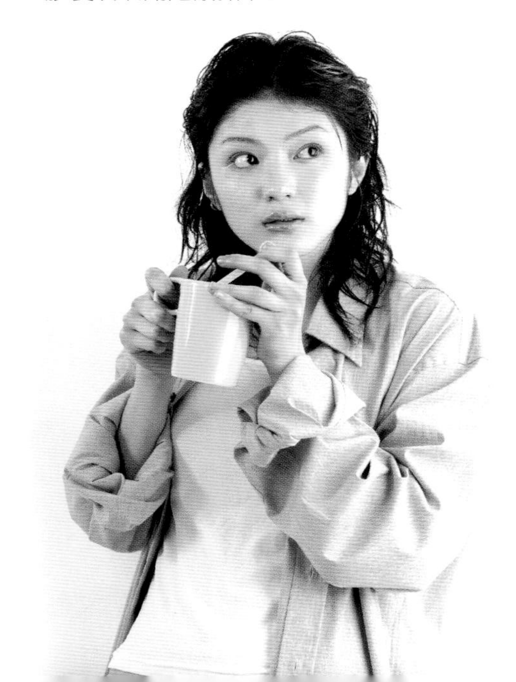

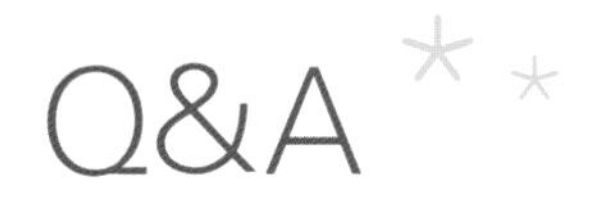

Q 聽說有一種產於中國南方的刺梨，因為含有很多維他命C，所以可以讓皮膚美白，那刺梨跟一般水梨或梨子有什麼不同？如果我多吃水梨也能美白嗎？

A 一般水梨亦屬薔薇科植物，因產地之不同，品種也各異，例如肉質脆嫩的「鴨梨」、「萊陽梨」，或是四川的「雪梨」、貴州的「大黃梨」……等等。

各種梨性涼、味甘微酸，入肺、胃經，有清熱降火、生津止渴、養陰潤肺、化痰止咳等功效，梨有較多的糖類物質，所含的維他命C非常高，確有養顏美容、祛斑美白之功。同時，其中所含的維他命B1能保護心臟，減輕疲勞；維他命B2、B3及葉酸，能增強心肌活力、降低血壓及促進身體健康；所含糖份為果糖，即使糖尿病患者亦可食用。經常吃梨子有抗氧化、消除自由基之功效，美白也就不成問題了。要注意的是，若是食用過多也會傷胃及十二指腸，而產生發炎及潰瘍之弊。

（中國中醫臨床醫學會名譽理事長陳旺全醫師解答）

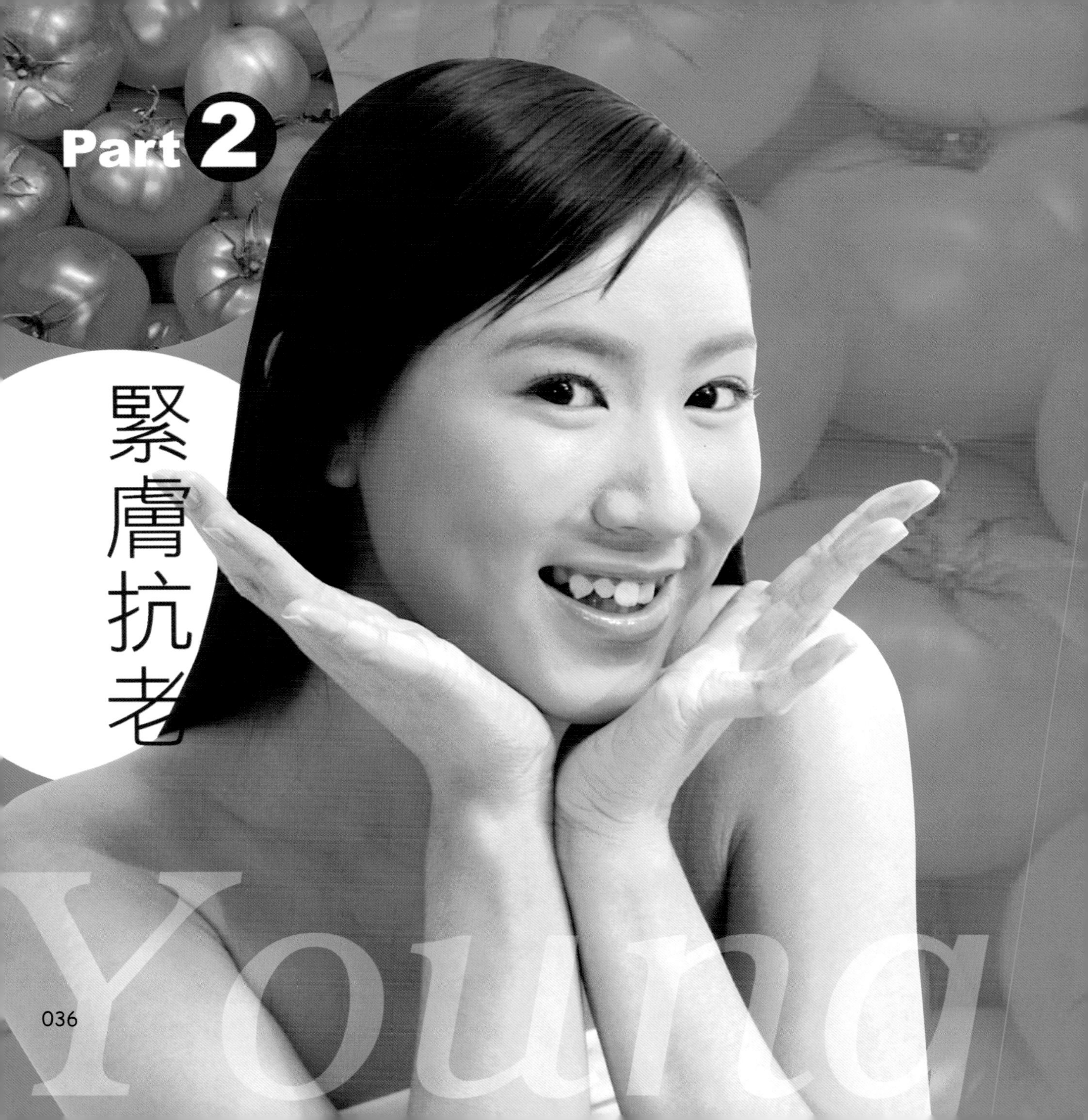
Part 2
緊膚抗老
Young

Young
【硫辛酸】消除細紋、煥膚亮采
【綠茶素】美白減重、解毒防癌
【法國香瓜】清除自由基、保護細胞
【松樹皮】潤滑肌膚、抗氧化
【茄紅素】延緩老化、增強免疫力
Grape Seed with Lycopene
CoQ10

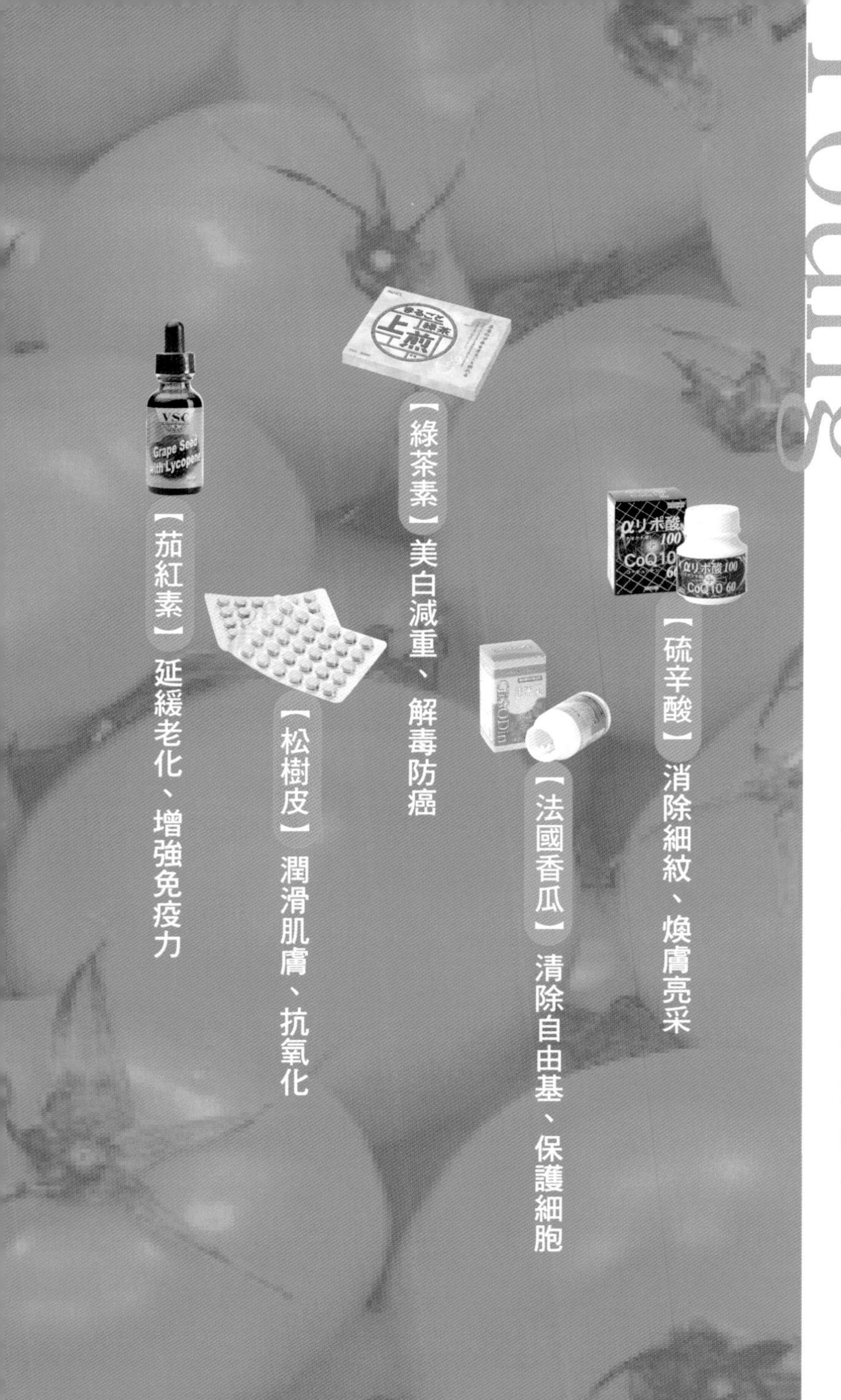

保持「永遠的25歲」，是許多熟女的共同願望，因此，愛美的女人總是想盡辦法，讓自己外表看起來比實際年齡年輕，老化的元兇是自由基，因此想要抗老、留住青春，就要用最有效的方法，來對抗自由基，讓科技的美容食品做你的好幫手，一起來打敗自由基吧！

留住青春
熟女的全民運動

保持「永遠的25歲」，是許多熟女的共同願望，往往身分證上的年齡一過了30歲，每年的生日彷彿成了惡夢，變成只是昭告你又老了一歲的魔咒。也因此，愛美的女人總是想盡辦法，為了讓自己外表的年齡看起來比實際年齡年輕，可說是無所不用其極，這個現象最明顯的，當然就是直接反映在保養品的銷售數字，以及皮膚科、整形外科診所的營業額上。

一項調查結果顯示，抗老保養品業績前二年逆勢成長近3成，連原本鎖定年輕美眉的開架式品牌，都開始轉向瞄準女性上班族，要以平價策略和便利通路，鎖定熟女們的荷包。而在保養品業者的推波助瀾下，彷彿就在這一轉眼間，抗老不再是中年以上女性的專利，而是各種年齡女性的「全民運動」。這就跟減肥一樣，也不再是真正胖子的專利，而是所有注重身材女生的全民運動。

老化的元兇—自由基

我想多數愛美的女人恐怕都有這樣的恐慌，擔心某一天一早醒來照鏡子，發現你的美麗時鐘就此停擺，臉上突然長出一條昨天還沒出現的皺紋？ 天哪，那真是可怕的惡夢。講到老化，美國抗老專家尼可拉斯・裴禮康醫師（Nicholas Perricone,M.D.）說的好：「說到抗老，就必須知道我們的頭號敵人不是時光老人，而是一種非常活躍、非常頑劣、名叫『自由基』的小分子」。

說到自由基，相信大家都已經很熟悉，我們知道鐵在空氣中會生銹、銀器在空氣中會變黑，這就是氧化作用。在大自然裡面氧化作用是耗損的，例如鐵生銹，若不處理則很快地就會腐蝕掉；而人的新陳代謝剛好就像是氧化作用，也就是說人體每天都在生銹，這鐵銹在醫學裡就叫「自由基」。

自由基的來源：內生性自由基V.S.外生性自由基

內生性自由基 人體因為正常新陳代謝、自動氧化或殺菌作用所產生。

外生性自由基 人體受到外在因子如香菸、空氣污染、廢氣、壓力、酒精、脂肪、發霉食品、致癌物質、疾病、藥物、化學治療、放射線治療、輻射線、電磁波及紫外線等的影響，造成體內自由基的增加。

抗老化的新主流

皮膚因為受到紫外線照射、吸菸的影響，會產生氧化現象、游離自由基增加，這些狀態極不穩定的自由基，為了尋求本身的安定，就會攻擊細胞蛋白質及核酸而與之結合，進而造成皮膚老化及癌病變。人體本身有一種能力，稱為「抗氧化能力」，會消除體內過多的自由基，但是抗氧化能力的高低，取決於抗氧化物（如維他命C、E，β胡蘿蔔素等）的充不充足，以及抗氧化酵素（如SOD等）的活性。所以囉，說到抗老，最重要的工程就是抗氧化。

那麼有哪些營養素可以幫助抗老、抗氧化化呢？傳統的抗氧化物如維他命C、E，β胡蘿蔔素（beta-carotene）等，都有很好的抗氧化作用。天然的抗氧化劑如茄紅素、葡萄子萃取物、松樹皮萃取物，或是最近頗受重視的綠茶，在許多的臨床試驗與流行病學的統計上，都被證實具有預防慢性病的效果，也成為當今抗老化物的主流，另外有一種近來常被添加到抗老化保養品的成分，稱之為硫辛酸（Alpha lipoic acid, ALA），目前也有營養補充膠囊，成為另一種新的抗氧化補充品。

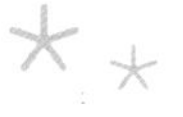

抗老水美人Do與Don't

Do/力行

話說「只有懶女人，沒有醜女人」，想抗老，均衡飲食、正常作息、定期運動、愉快身心、勤勞保養，想成為永遠美麗的女人，這些功課樣樣是缺一不可。

除了這些以外，在飲食方面也得下足功夫，多攝取抗氧化的食物，絕對是美人抗老的秘密武器。

- 最好的抗氧化食物：酪梨、青椒、莓果類、香瓜及哈密瓜、深綠葉蔬菜（菠菜、甘藍）、橘色的瓜類、鮭魚、蕃茄。

Don't /禁忌

想一想，年輕時造成蛀牙、粉刺和變胖的甜蜜回憶，究竟是哪些食物兇手？這些食物多半沒有營養價值，卻會在細胞裡造成立即的發炎反應，想留住青春美貌，保持肌肉和關節在最佳狀態，依據美國抗老專家裴禮康醫師的建議，以下這些食物都是禁忌：

- 含酒精飲料（包括開胃酒、烈酒、葡萄酒、啤酒、利口酒）
- 烤肉、麵條、牛肉、熱狗、豆類、煎餅、油酥類點心
- 麵包、貝果（Bagel）、派、蛋糕、餅乾、糖果、巧克力、冰淇淋、咖啡
- 奶油、人造奶油、糖蜜、奶油起士、蜂蜜、果醬及果凍

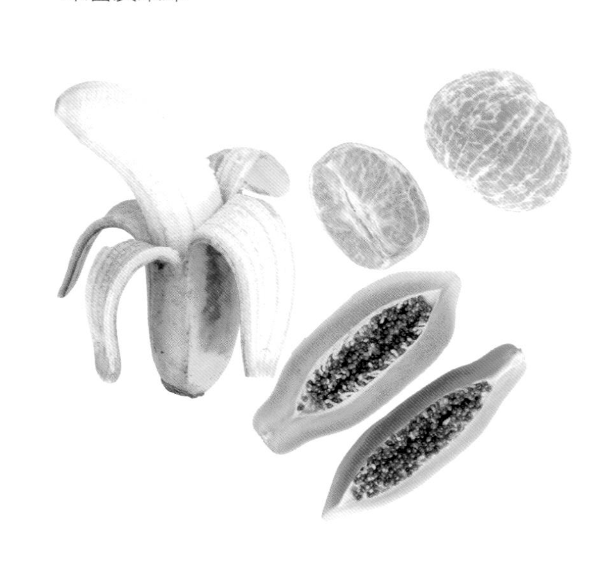

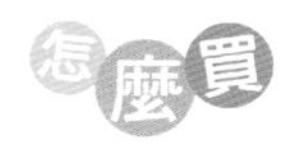
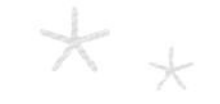

怎麼買 複方產品效果較好

一般最常見的抗氧化保健食品是維他命C、E及β胡蘿蔔素，另外還有葡萄子、松樹皮萃取物、綠茶、紅酒以及SOD等產品，到底如何採購服用？以下有5個小撇步：

1. 維他命C、E及β胡蘿蔔素是最常見的，在醫學上的證據也最多，價格相對也較為平價，可以列為優先採購的產品。
2. 多種綜合的複方產品通常會有比較好的效果，並能減低同一物質來源過量服用的危險，但是價格相對也比較高。
3. 平日由多種蔬果中攝取，也可以增強這些補充品的抗氧化功效。
4. 選購時注意產品是不是由合法工廠製造，或是合法進口，可以初步確保品質，並注意商譽與售後服務，例如是不是有消費者服務專線等。
5. 平日多注意相關的報導，可以增加抗老I.Q.，多看、多聽、多比較，也能讓你聰明消費的功力大增。

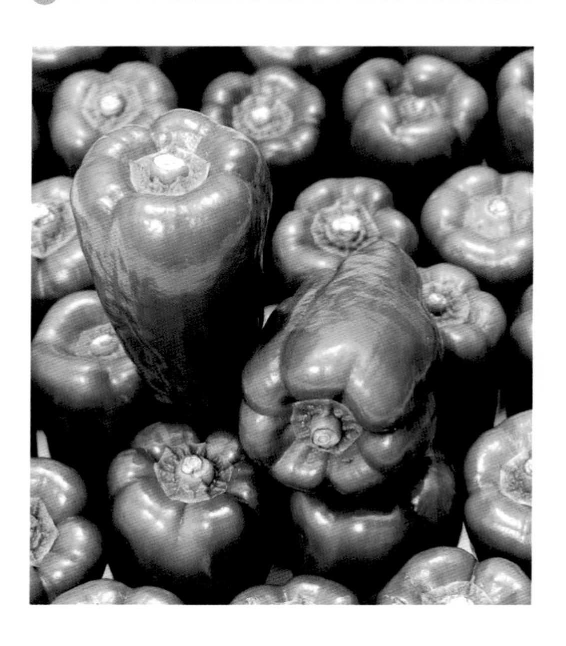

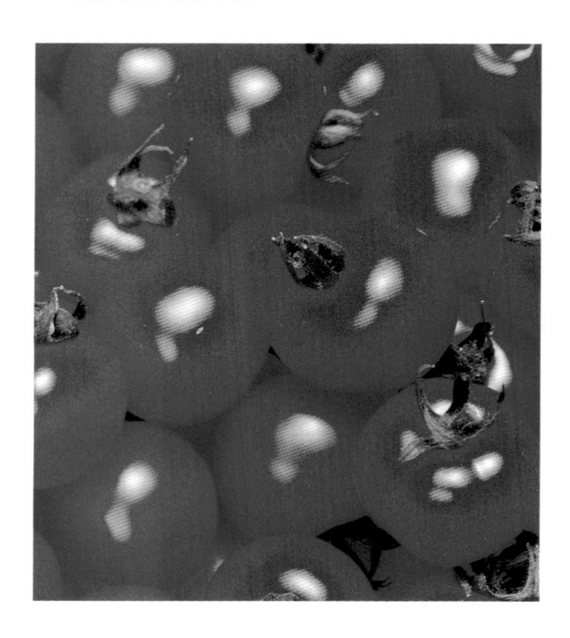

Lycopene

06* 茄紅素

- 是一種天然的類胡蘿蔔素色素，具有很強的抗氧化力
- 消除自由基的功效，是β胡蘿蔔素的2倍，維他命E的100倍
- 減少紫外線對皮膚的傷害、延緩老化、增強免疫能力
- 紅肉蔬果都含有茄紅素成分

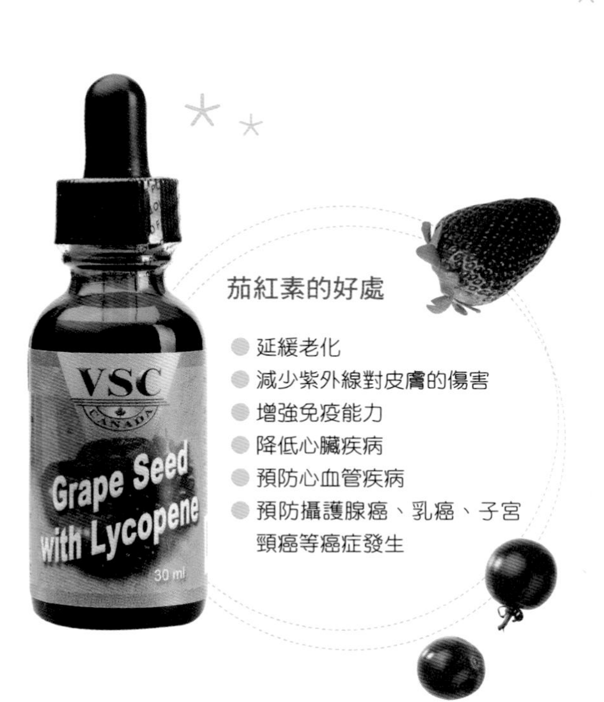

茄紅素的好處

- 延緩老化
- 減少紫外線對皮膚的傷害
- 增強免疫能力
- 降低心臟疾病
- 預防心血管疾病
- 預防攝護腺癌、乳癌、子宮頸癌等癌症發生

什麼是茄紅素(Lycopene)？

要說當前水果界中的當紅炸子雞，「番茄」當然是紅不讓囉！番茄因為其中所含的茄紅素成分，讓市場興起一股搶吃番茄及用茄紅素保養的狂潮，就連美國時代雜誌的報導，建議現代人應該攝取的10種最佳營養食品，排名第一的就是物美價廉的番茄，究竟番茄與茄紅素有什麼關聯？茄紅素對人體又有什麼好處呢？

皮膚的營養必須來自六大營養素：醣類、脂肪、蛋白質、維他命A、C、E、礦物質及水分，除此之外，抗老化的鹼性食物，也是維持水噹噹皮膚不可缺少的條件，而番茄正是集維他命C、水分與鹼性於一身的食物，也就是說，番茄因含豐富的維他命C，有助強化皮膚、幫助日曬後肌膚的復原，有利皮膚美白。

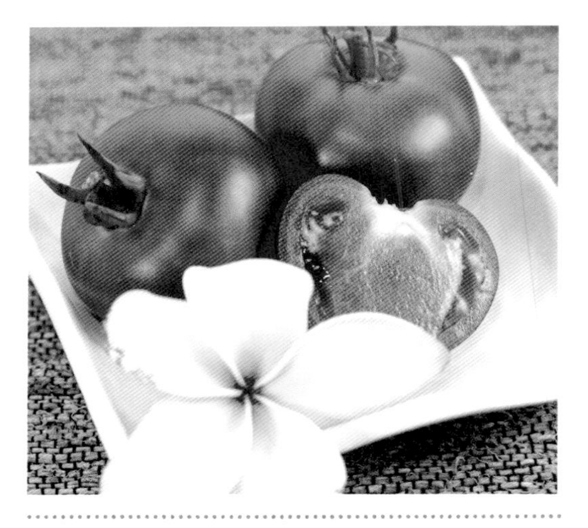

清除自由基 是維他命E的100倍

茄紅素是一種天然的類胡蘿蔔素色素，具有很強的抗氧化力，它消除自由基或活性氧化物的功效，高過β胡蘿蔔素的2倍，維他命E的100倍，因而造成茄紅素備受醫學界矚目。可惜的是，人體並不會製造茄紅素，必須仰賴飲食或營養補充劑，來提昇人體對抗各種因自由基引起的疾病。

而現代人多經由番茄而認識茄紅素，就容易誤以為茄紅素的來源只能從番茄身上找到，許多紅肉的蔬果像是紅葡萄柚、石榴、西瓜、木瓜、南瓜、芒果、柿子、草莓及胡蘿蔔當中，都含有茄紅素成分，只是蕃茄含量比較高。

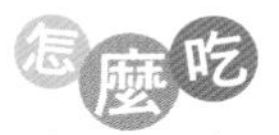

吃太多，小心皮膚變黃

雖然說茄紅素對人體的好處多多，但是攝取量也是有所限制的！如果長期攝取過量的番茄紅素，容易產生番茄紅素血症，讓皮膚變黃，一不小心就讓人成了「黃臉婆」。目前醫界、營養學界建議的攝取量，每天為30毫克左右，以市面上流行的番茄汁來說，每天飲用一瓶約400毫升（cc）容量的就已足夠。

不過消費者文教基金會也曾調查發現，市售番茄汁有含量鈉過高的現象，番茄汁的高熱量與高鈉鹽，反而讓不想增加熱量負擔，以及擔心有腎臟、心臟問題的消費者，因而聞之卻步。如果有所疑慮，不妨選擇濃縮萃取的茄紅素膠囊，就不會有熱量與鈉過高的問題，而選購錠劑等形式的茄紅素營養補充品，則要仔細閱讀其服用方式及建議攝取量。

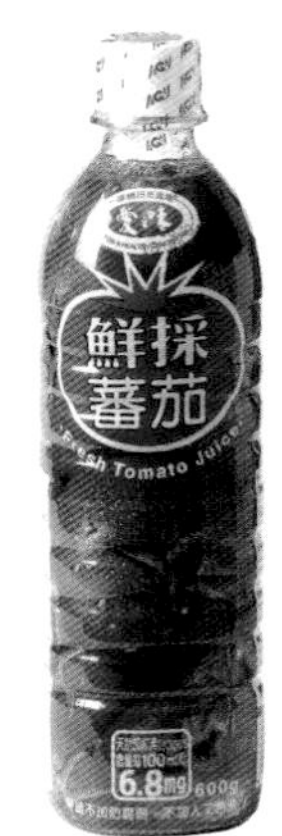

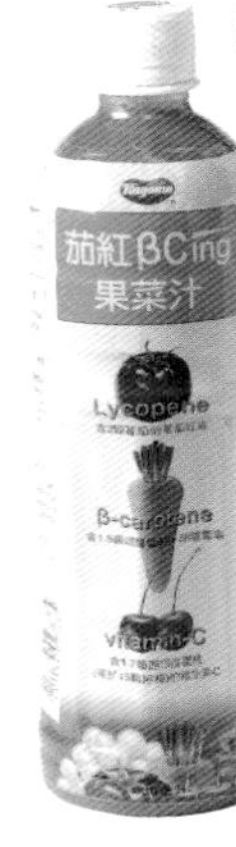

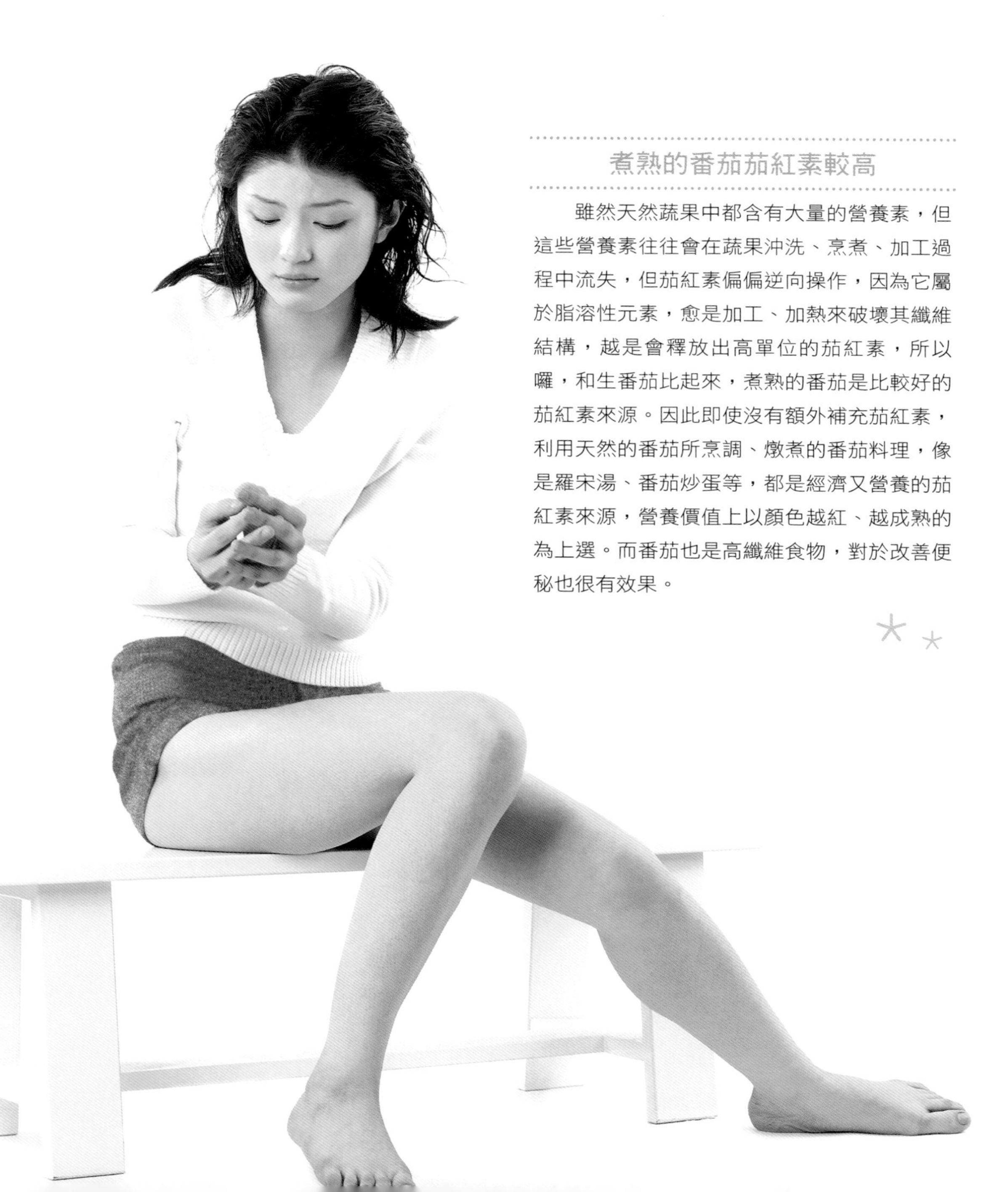

煮熟的番茄茄紅素較高

雖然天然蔬果中都含有大量的營養素，但這些營養素往往會在蔬果沖洗、烹煮、加工過程中流失，但茄紅素偏偏逆向操作，因為它屬於脂溶性元素，愈是加工、加熱來破壞其纖維結構，越是會釋放出高單位的茄紅素，所以囉，和生番茄比起來，煮熟的番茄是比較好的茄紅素來源。因此即使沒有額外補充茄紅素，利用天然的番茄所烹調、燉煮的番茄料理，像是羅宋湯、番茄炒蛋等，都是經濟又營養的茄紅素來源，營養價值上以顏色越紅、越成熟的為上選。而番茄也是高纖維食物，對於改善便秘也很有效果。

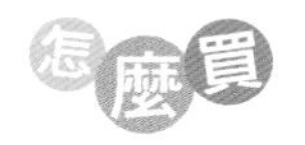 掌握一高二低原則

如果你選擇喝番茄汁補充茄紅素，要注意選購時記得把握低糖（低熱量）、低鹽（低鈉）、茄紅素含量高三個原則，最好是不含糖分及添加物的番茄汁。另外，有些人喜歡在番茄汁裡添加鹽分，這對有心血管疾病問題的老年人較不適合。

選購膠囊狀產品時，則要注意因為茄紅素是脂溶性的，與油脂同時存在時，會提高人體的吸收利用率，所以以油脂為基底的「軟膠囊」，是比較好的濃縮茄紅素食品劑型。此外，茄紅素雖然是由番茄中萃取出來的，但是「番茄萃取物」並不等於「茄紅素」，茄紅素的英文為Lycopene，茄紅素是標示在「茄紅素」（Lycopene）的劑量，而不是「番茄萃取物」（Tomato extract）的含量，標準番茄標準萃取物的茄紅素，含量大約為5至6%，只要能看清楚產品標籤的劑量規格，就能聰明選購。

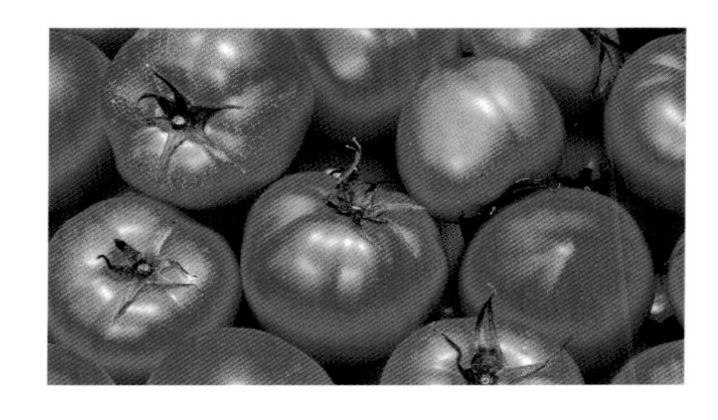

Q&A

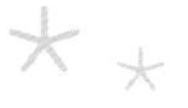

Q 據說要煮熟的番茄當中的茄紅素才有效果，所以吃茄紅素膠囊，對抗氧化有效果嗎？

A 茄紅素（Lycopene）是一種天然的類胡蘿蔔素色素，具有很強的抗氧化力，它不像其他營養素容易在烹調中流失，因此吸收率會比其他營養素來得好；可惜的是，人體並不會製造茄紅素，必須仰賴飲食或營養補充劑，提昇人體對抗各種自由基引起的疾病。

煮熟的番茄所含的茄紅素含量較高，主要是研究發現番茄紅素在熱加工後和脂類存在情況下可以改善生物利用率。經過熱加工過的番茄汁，血清番茄紅素濃度可增加3倍，原因是熱加工使細胞壁破裂，或使番茄紅素更好地進入油載體。但是所謂保健食品存在的目的，主要就是在補充人們日常飲食中所不足的，如果一個家庭主婦能在家裡天天準備番茄炒蛋、羅宋湯這類的食物，當然對於茄紅素的攝取相當有幫助，但問題是現代人不可能餐餐在家正常飲食，而且同樣的食物天天吃，恐怕也會很快吃膩，所以才需要額外補充保健食品。

（NNSi全國營養科學研究中心營養師李湘嫻解答）

Pine bark extract

07* 松樹皮

- 富含OPCs的超級抗氧化物
- 保護皮膚的膠原質，使皮膚柔滑、有彈性
- 調整體質、調節生理機能、精神旺盛
- 抗老化，避免皺紋過早出現
- 保護皮膚免受曬傷、預防暗瘡、粉刺、濕疹

松樹皮的好處

- 保護皮膚的膠原質，使皮膚柔滑、有彈性
- 抗老化，避免皺紋過早出現
- 保護皮膚免受曬傷、預防暗瘡、粉刺、濕疹等
- 防止細胞病變
- 強化血管、促進血液循環
- 抑制發炎敏感、加速傷口癒合
- 預防老人痴呆症

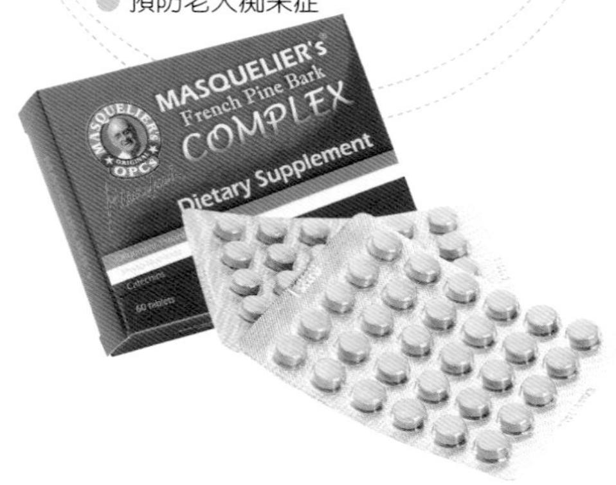

什麼是松樹皮（Pine bark extract）？

早在16世紀時，在美國臨海的印地安原住民，就已經知道將沿海的松樹皮熬煮成茶來治百病，後來科學家分析發現，松樹皮中確實含有有益人體健康的抗氧化物質—花青素（OPCs），是一種水溶性黃酮素，除此之外，松樹皮萃取物中所含的抗氧化物質，還有兒茶酚、生物鹼、石碳酸等多酚類的抗氧化成分，都是其特有的抗氧化物質。

或許你會覺得奇怪，為什麼科學家會想到要拿松樹皮萃取物，來做為保健食品，而不是柏樹、杉樹？原因除了松樹皮萃取物當中所含的OPCs，是其他樹種所沒有的以外，不同種類的松樹皮，所含的有效成分濃度也會不一樣，科學家分析了全世界各地的松樹皮發現，生長在法國西南沿岸的松樹，是含最多活性OPCs及多酚抗氧化物的松樹品種。

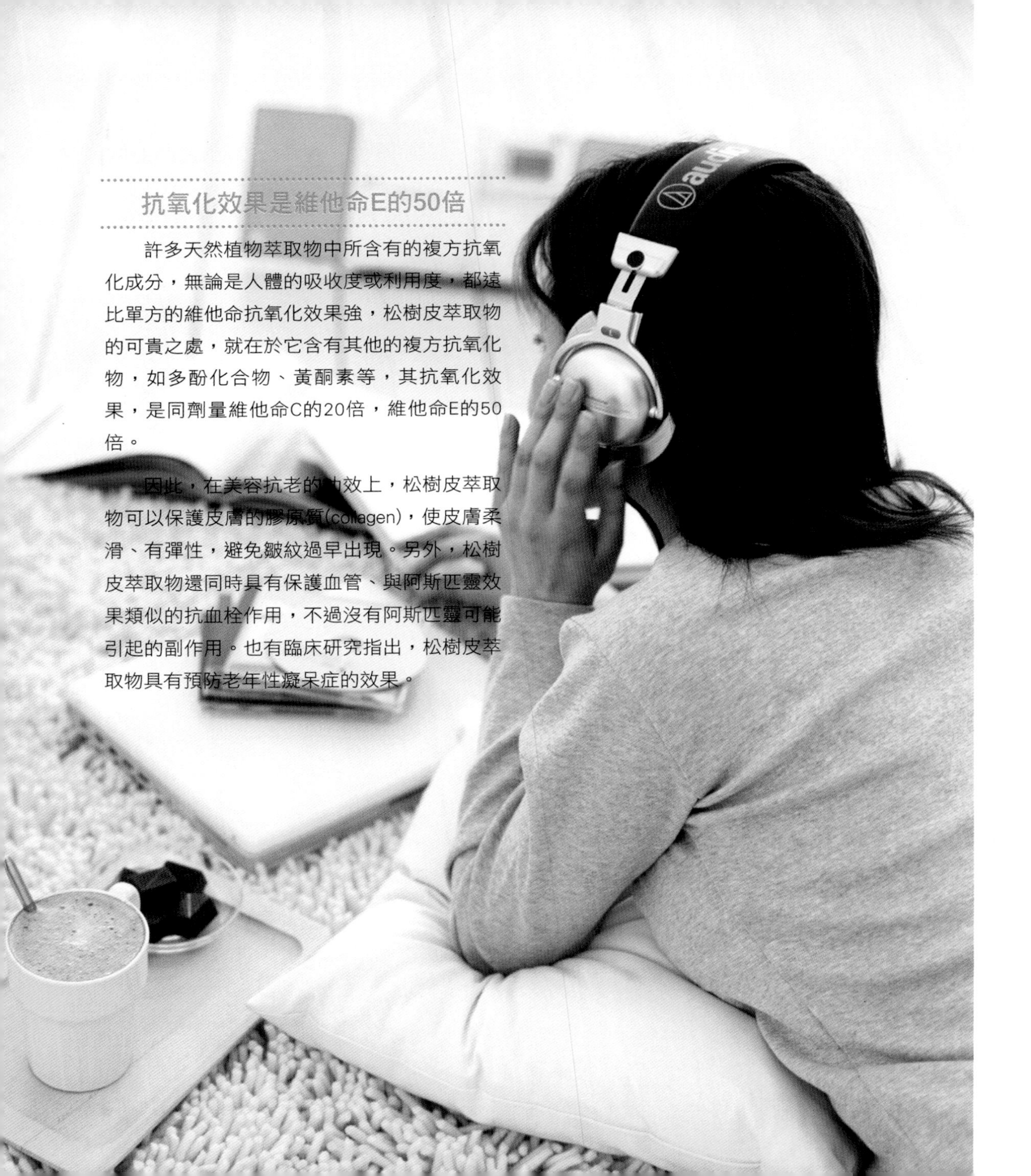

抗氧化效果是維他命E的50倍

許多天然植物萃取物中所含有的複方抗氧化成分，無論是人體的吸收度或利用度，都遠比單方的維他命抗氧化效果強，松樹皮萃取物的可貴之處，就在於它含有其他的複方抗氧化物，如多酚化合物、黃酮素等，其抗氧化效果，是同劑量維他命C的20倍，維他命E的50倍。

因此，在美容抗老的功效上，松樹皮萃取物可以保護皮膚的膠原質(collagen)，使皮膚柔滑、有彈性，避免皺紋過早出現。另外，松樹皮萃取物還同時具有保護血管、與阿斯匹靈效果類似的抗血栓作用，不過沒有阿斯匹靈可能引起的副作用。也有臨床研究指出，松樹皮萃取物具有預防老年性癡呆症的效果。

怎麼吃

每公斤體重1.5～3公克

松樹皮萃取物是一種非常有效的的天然抗氧化劑，對一個從來沒有服用過抗氧化保健食品的人來說，體內可能有長期累積下來的高濃度自由基，因此，在最初服用濃縮抗氧化補充劑時應該先高劑量服用，待體內自由基濃度下降後，再以維持劑量來作為保養。

所以，補充松樹皮萃取物的安全劑量要以體重來換算，對從沒有服用過濃縮抗氧化補充劑的人，在最初服用松樹皮萃取物的前10天，如果是服用含90至95% OPCs的松樹皮萃取物，每公斤體重每天劑量為1.5至3公克。換句話說，如果是體重60公斤的人，每天大約需要服用120毫克的松樹皮萃取物，之後，每公斤體重只需服用1毫克就夠了，不過，對於經常抽菸喝酒、工作壓力較大的人，不妨可以每公斤1.5毫克為保健劑量。

【適用對象】

- 經常抽菸、喝酒、熬夜、生活作息不正常者
- 血脂肪高及心血管疾病（動脈硬化、高血壓、心肌梗塞、心絞痛）患者
- 糖尿病患及高危險群
- 老年人中風及心肌梗塞的預防
- 癌症的預防

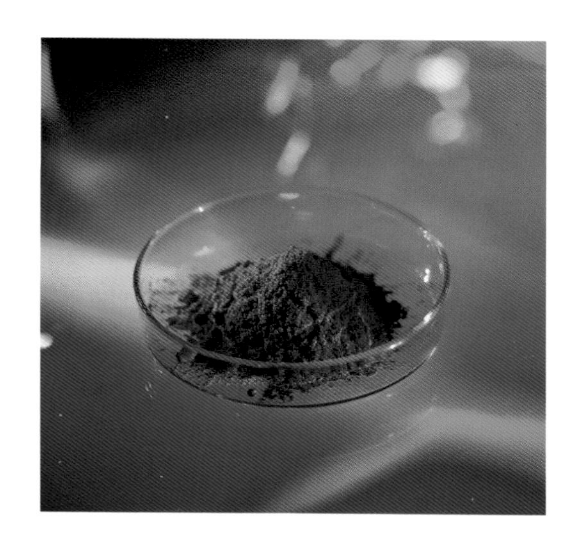

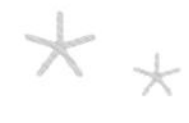

怎麼買

選擇OPCs濃度高的產品

選擇標示清楚的產品，是選購優良保健食品的不變原則，含天然濃縮植化物的保健食品，應該都會有萃取的活性成分含量百分比，松樹皮萃取物品質的高低，可以由其中含OPCs濃度百分比來決定，最高濃度的松樹皮萃取物含OPCs約高達90％，如果只是注意每粒幾毫克，或者每瓶幾粒，想想一粒松樹皮萃取物，如果未標示所含OPCs濃度，含20％和含90％OPCs的產品，即使都是50毫克，實際的有效成分就差了4.5倍。

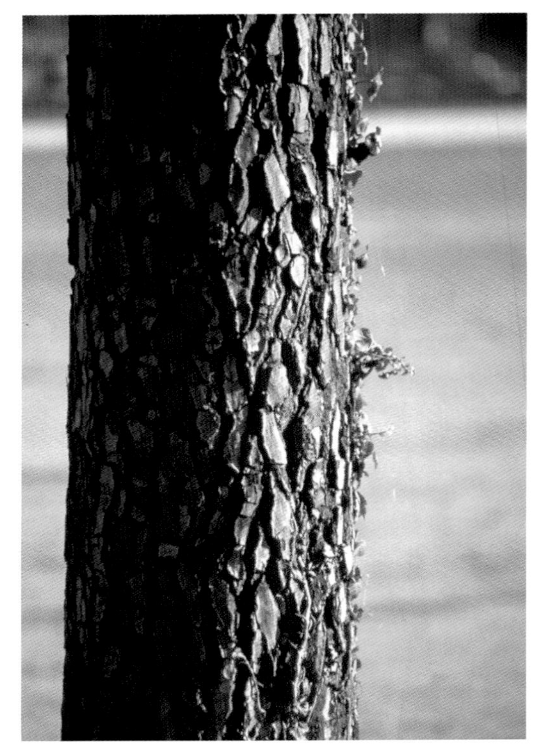

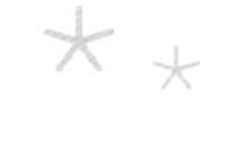

Q&A

Q 經常聽到OPCs是抗氧化物，或是松樹皮萃取物又含OPCs，而葡萄子也有人說它是OPCs，這其中到底有何不同？又該如何選擇？

A 簡單來說，葡萄子和松樹皮萃取物當中都含有高量的OPCs，因此其抗氧化作用也不分上下，但是除了OPCs的含量，葡萄和松樹皮本身，又都各自含有其他多種抗氧化物質，像葡萄子中其他的成分如兒茶酸、表兒茶酸、咖啡酸、肉桂酸、延胡索酸與香草酸等各種天然有機酸，不但共同組成了一個強力的抗老抗氧化功能，也能夠幫助OPCs的吸收。另外，松樹皮萃取物又含有多酚化合物、黃酮素等，因此對健康上也各自有不同的功效。

所以，不管就美容或是健康的考量來補充OPCs，最重要的選擇標準就是依據個人當下最需要改善的部分，來選擇訴求這種效果最強的成分作為補充；另一個方法是，雖然同樣是OPCs的產品，你也可以在某段期間服用葡萄子萃取物，而一段時間之後，再改為補充松樹皮萃取物，其實就跟吃水果要換口味一樣，同樣對健康有幫助，但是口味卻不同，這樣是不是比較簡單了。

（NNSi全國營養科學研究中心營養師李湘嫻解答）

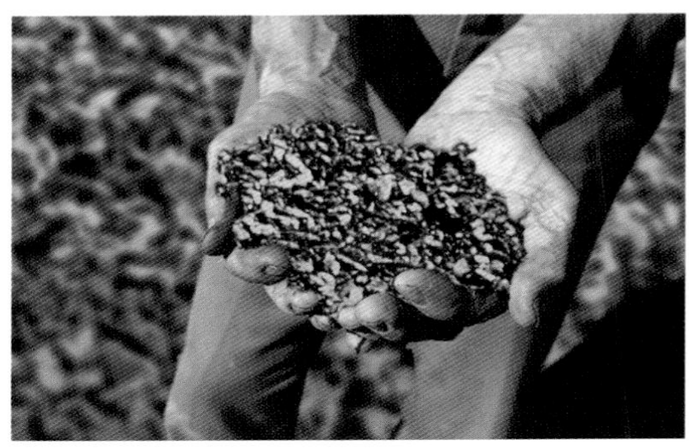

Tea polyphenols

08* 綠茶素（或稱綠茶多酚）

- 是目前已知的最佳抗氧化營養素
- 預防脂質過氧化並防止黑色素形成，在短時間內改善肌膚的色澤
- 日本人是全世界最長壽的民族，綠茶的貢獻最大
- 最新開發的減肥食品成分

綠茶素的好處

- 抗老化、防蛀牙、助消化
- 預防脂質過氧化、防止黑色素形成
- 抑制血管平滑肌增生、抑制血栓形成，預防心血管疾病
- 抑制腫瘤的增長擴散，降低癌細胞轉移的機會
- 對於多種癌細胞，如乳癌、前列腺癌等皆有抑制作用

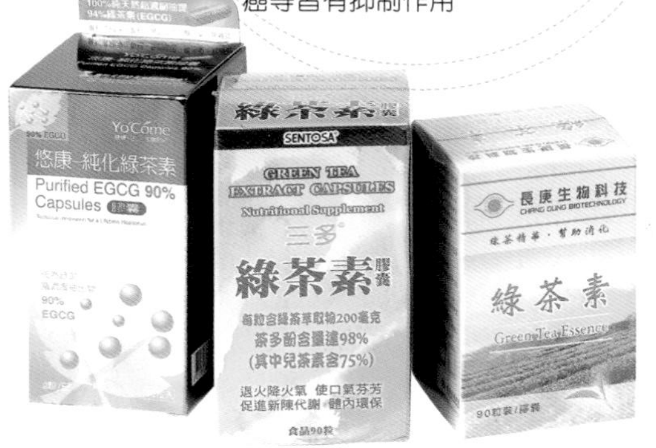

什麼是綠茶素（Tea polyphenols）？

就和西方人習慣喝咖啡一樣，喝茶在東方人的社會中，也成為日常的生活習慣，不過咖啡當中所含的咖啡因，是公認對身體有不良影響的因子，相對來說，喝茶對於身體來說，反而具有很好的保健效果。像是日本人是全世界最長壽的民族，飲食學家分析日本人長壽的秘訣，主要在於其特殊的飲食習慣，例如多喝綠茶、多吃納豆以及深海魚，而當中綠茶對長壽的貢獻也可能是最大的。

的確，多喝綠茶使日本人較為長壽，已是不爭的事實，傳統日本人每天所喝的綠茶，平均高達5至8杯之多，綠茶是一種低加工的茶葉，沒有經過發酵的過程，因此保留了茶葉中最多的維他命及活性植化素，其中的一組黃酮

素（flavonoids），被統稱為兒茶素（catechins），而未經萃取的綠茶乾燥茶葉粉末中，約含20至30％的兒茶素。

最佳的抗氧化營養素

茶葉內含有胺基酸、維他命、礦物質、葉綠素、粗纖維、果膠、無色花青素、咖啡因等成分，但最重要的是它含有綠茶素（polyphenols）及兒茶素(catechin)。綠茶素主要的作用就是抗氧化，效果遠比維他命C、穀胱甘胺酸（glutathione）都高，對於消除體內自由基、預防低密度脂蛋白氧化作用所造成的動脈硬化、抑制致癌原的進行等，都具有顯著的作用，此外，綠茶素會提高肝臟中解毒酵素的活性，研究也證實，綠茶素具有降低多種具肝毒性藥物的副作用，以及致癌的可能性。

綠茶素是目前已知的最佳抗氧化營養素，在體內除了可以降低血膽固醇及促進體內脂肪代謝，有助於減輕體重外，它還是現今最火紅的美白抗老化明星成分之一。綠茶素可以預防脂質過氧化，並防止黑色素的形成，因此在短時間內就能改善肌膚的色澤，效果十分顯著。

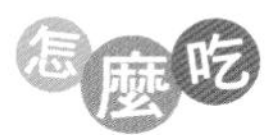
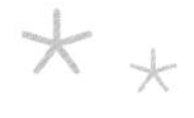

錠劑效果比直接喝茶好

一般而言，只要能喝茶，就可以服用綠茶素。綠茶素的攝取量，原則上每天可以補充100至250毫克。如果是以飲用綠茶來獲取兒茶素，由於多酚化合物在遇到高溫時容易被破壞，加上兒茶素不見得能完全溶解於茶水中，因此，每天應至少補充3至5公克綠茶葉所泡出的茶水，所攝取的量才足夠，而且沖泡茶葉中平均也含有相當於3至5%的咖啡因；如果是服用含60％兒茶素的綠茶萃取產品，則每天需要補充的劑量約為170至400毫克左右；如果你補充綠茶素的目的是減肥，每天則應該補充約含250毫克兒茶素的綠茶萃取物，效果會比較顯著。

生理期避免服用

不過，因為兒茶素具有很高的還原效果，可幫助身體達成抗老化及抗氧化的目的，但對礦物質補給品或某些藥物，尤其是含有鐵的藥、食品，綠茶素會還原這些營養成分，造成人體吸收效率降低，因此如果正在服用這些藥物者，最好在用藥2小時後，再服用兒茶素，就能避免這種狀況。女性生理期間，則避免服用兒茶素，以免加重生理症狀。

不宜與某些藥物同時服用

1. 綠茶具有抗凝血作用，會加強抗凝血處方藥，例如warfarin等的藥效，所以要避免同時服用。
2. 如果平時有服用阿斯匹靈來預防血栓習慣的人，也應該降低綠茶素的攝取劑量。
3. 拔牙、開刀前或傷口不易凝血時，應該立即停止服用含綠茶素的補充品。

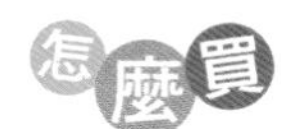

注意兒茶素的濃度

市面上的綠茶素品質參差不齊，選擇時應多加比較，盡量選擇純度高並經淨化的綠茶素較有保障。選購綠茶濃縮膠囊或錠劑時，最重要的就是檢視產品是否標示含兒茶素（catechins）的百分比濃度，一般天然未經烘焙的綠茶粉，約含30%的兒茶素，市面上最常見所含綠茶濃縮產品中的綠茶素，含量為50至90%，如果所購買的產品沒有標示兒茶素的含量百分比，通常使用的就是未經濃縮的綠茶粉。

另外，可能的話也要注意產品的淨化製程，是否將綠茶常見的咖啡因、農藥、化學藥劑及污染物質去除。而綠茶素和許多天然抗氧化植化素之間具有相輔相成的作用，如果合併使用，每天所需服用的劑量就可大幅降低。兒茶素需要在適當的溫度及濕度中保存，並且避免陽光照射，以免產生變質。

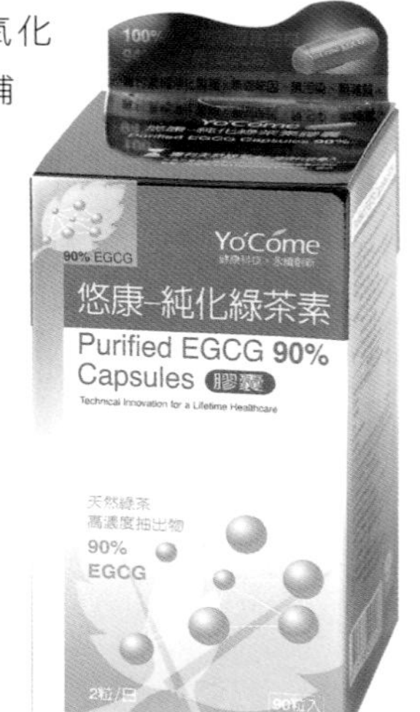

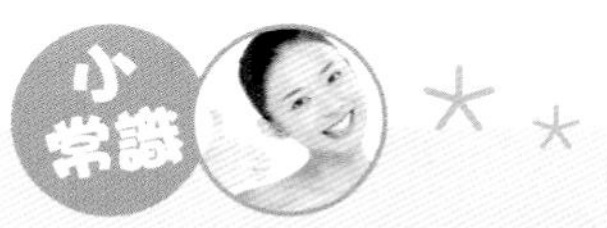

綠茶素也成為減肥聖品

近幾年，生化醫學界發現，綠茶素可以提高人體的基礎代謝率，以達到體重控制的目標，因此綠茶素也成了當今最安全有效的減肥食品成分之一。

所以你可能也會發現，目前市面上一些熱門的減肥產品，除了主要訴求的減肥成分像是唐辛子、甲殼素等，另外也多會添加綠茶素，來增強其減肥塑身的效果，尤其如果你是屬於那種吃一點就會胖的人，可能是身體代謝率比較低，那麼服用綠茶素減肥，應該會有不錯的效果。

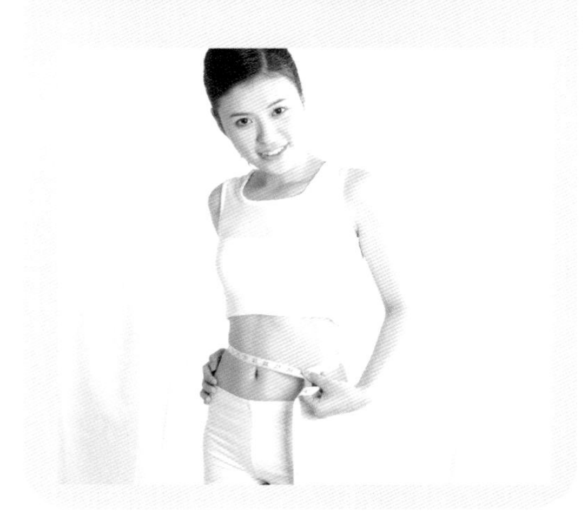

Q&A

Q 聽說喝綠茶對身體很好，有抗氧化、防癌的效果，甚至可以養顏美容，但是如果喝紅茶，會不會有一樣的效果？

A 綠茶是一種低加工的茶葉，沒有經過發酵的過程，因此保留了茶葉中最多的維他命及活性植化素，其中的一組黃酮素（flavonoids），被統稱為兒茶素（catechins），未經萃取的綠茶乾燥茶葉粉末中，約含20至30%的兒茶素；而紅茶中雖然也含有類似的兒茶素，但是因為紅茶的發酵加工過程，使得大部分的兒茶素都因為氧化，而失去活性，所以整體來說，喝紅茶就不像綠茶一樣，具有那麼有效的養生及美容效果。

（NNSi全國營養科學研究中心營養師李湘嫻解答）

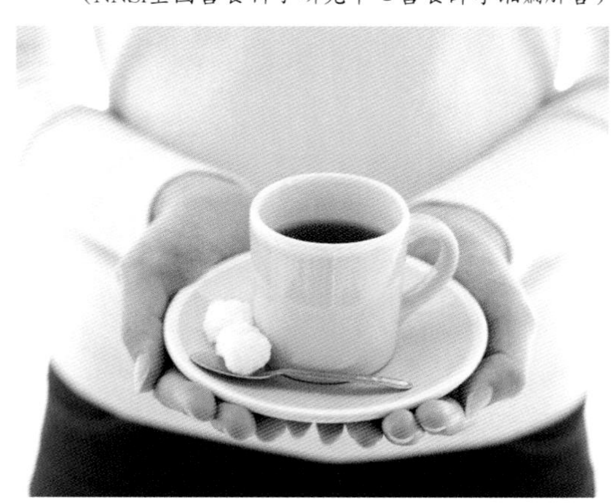

GliSODin

09* 法國香瓜

- 取自法國南部的天然香瓜，最新的抗氧化新寵
- 提高抗氧化能力，確實清除「有損美麗、有害健康」的自由基
- 減少運動後體內乳酸堆積量，改善肌膚與體質狀況
- 預防日曬傷害，保護細胞DNA免受破壞

法國香瓜的好處

- 提高人體抗氧化能力，確實清除「有損美麗、有害健康」的自由基
- 減少運動後體內乳酸堆積量，避免肌肉酸痛
- 保護細胞DNA免受破壞
- 改善肌膚與體質狀況
- 預防日曬傷害

什麼是法國香瓜(GliSODin)？

顏色白中帶黃的法國香瓜萃取粉末，是取材自一種生長在普羅旺斯省亞維農(Avignon)的獨特品種香瓜。一般人對南法亞維農這個城鎮的印象，多半是一望無際的薰衣草園，但實際上，法文Avignon，其實就是「香瓜首都」的意思。亞維農是個很古老的城市，在國際上，她因「亞維農藝術節」而與著名的影展城市——坎城齊名；在法國，她則是傳統上栽種香瓜的農業中心。

到底法國香瓜有何特殊之處？起初法國農夫發現，一般香瓜保存十幾天就會腐爛，而這種特殊香瓜卻可以「撐」上好幾個月。後來科學家研究發現，這種特殊香瓜含有純正的抗氧

化酵素SOD，含量是正常香瓜的7倍；單就SOD清除自由基的能力作比較，其效用是維他命E的10倍、維他命C的4倍、β胡蘿蔔素的5倍。SOD其實是一種抗氧化的蛋白質酵素，在製造過程中不易保存其活性，且蛋白質入胃後很容易被胃酸破壞。

法國紳士名媛的美顏新寵

更特別的是，在小麥萃取物「裹麗頂（gliadin）」的包覆下，這種法國香瓜所含的SOD可以通過胃酸，讓小腸細胞完全吸收，並在充分的科學驗證支持下，取得了歐洲、美國、日本等國專利。在法國產地，1噸的該品種香瓜，只能萃取出1公斤的冷凍乾燥粉末，由於產量極少，目前這類產品在市面上還不普遍。

據說，現在法國香瓜萃取物，已成為法國當地紳士名媛們養顏美容、抗老防衰的新一代抗氧化物新寵。這股風潮也傳到向來愛美不落人後的日本，在日本，法國香瓜萃取物被譽為『Miracle anti-oxidative effect』(神奇的抗氧化效果)，統計自2002年迄今，法國香瓜萃取物在日本已經銷售超過100萬瓶。而在美國，法國香瓜萃取物則被納入健保醫師可以推薦給民眾使用的營養補充品。

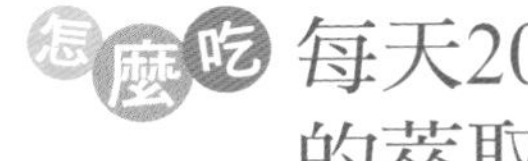

每天200至300毫克的萃取物

法國香瓜萃取物的建議攝取量是每天200至300毫克，可以在早餐前一次服用2顆膠囊，或選擇在一天中任何兩餐用餐前，各服用1顆法國香瓜萃取物膠囊。

若是平常沒有固定服用的習慣，但想利用法國香瓜萃取物預防劇烈運動之後乳酸堆積，所導致的肌肉疼痛，至少應在預期有劇烈運動前兩周，開始每天攝取200至300毫克的法國香瓜萃取物。

如果服用目的是預防過度日曬造成的皮膚傷害，至少應在預期有過度日曬前2至3週，開始每天攝取200至300毫克的法國香瓜萃取物。

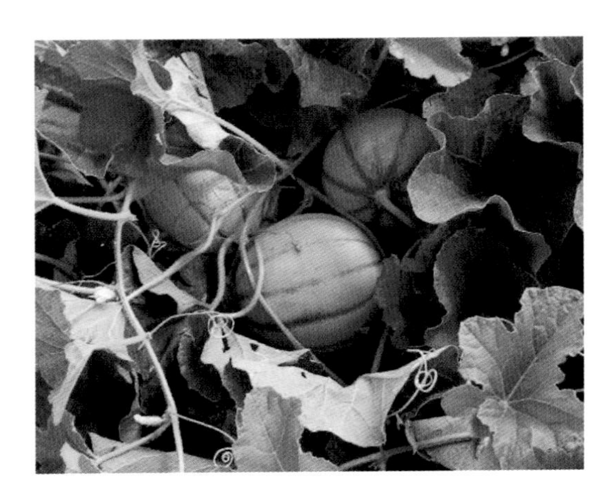

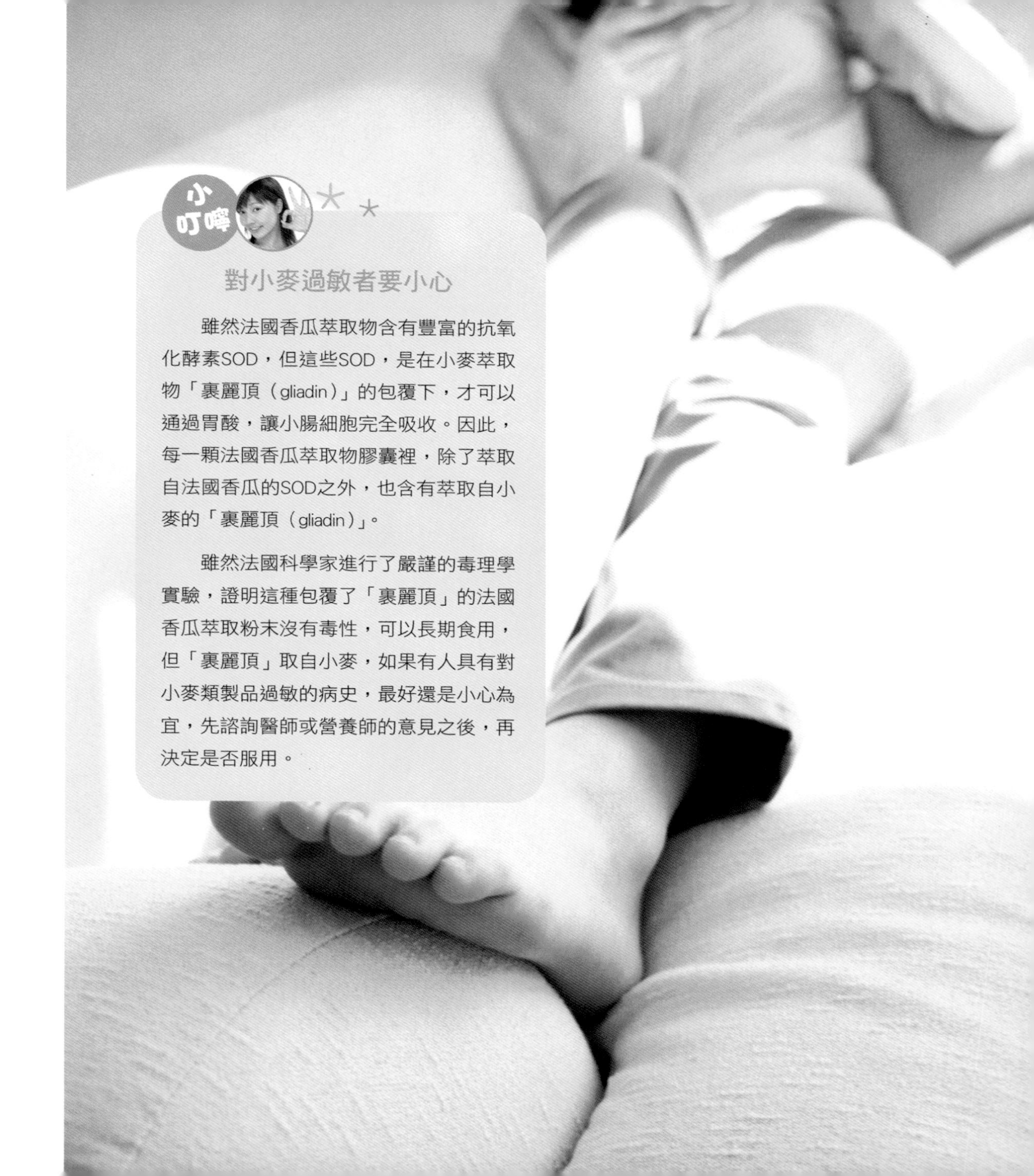

小叮嚀

對小麥過敏者要小心

雖然法國香瓜萃取物含有豐富的抗氧化酵素SOD，但這些SOD，是在小麥萃取物「裹麗頂（gliadin）」的包覆下，才可以通過胃酸，讓小腸細胞完全吸收。因此，每一顆法國香瓜萃取物膠囊裡，除了萃取自法國香瓜的SOD之外，也含有萃取自小麥的「裹麗頂（gliadin）」。

雖然法國科學家進行了嚴謹的毒理學實驗，證明這種包覆了「裹麗頂」的法國香瓜萃取粉末沒有毒性，可以長期食用，但「裹麗頂」取自小麥，如果有人具有對小麥類製品過敏的病史，最好還是小心為宜，先諮詢醫師或營養師的意見之後，再決定是否服用。

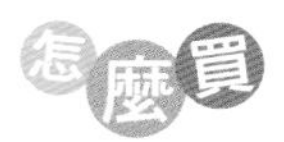

產量稀少，限定販售

這種特殊品種的香瓜在栽培的條件上非常嚴格，陽光照射量、水、成熟度及瓜內所含的抗氧化物質含量等，都要符合一定的標準，所以目前全世界僅有法國南部普羅旺斯省的亞維農可以栽培。

而且，1噸的香瓜，只能萃取出1公斤的香瓜萃取粉末，所以這種法國香瓜萃取物的產量有限，每年都是以事前約定的配額，限量在某些特定的國家販售。要辨別法國香瓜萃取物，是一種顏色「白中帶黃」的粉末，嚐起來僅有非常非常淡的甜味，但聞起來卻有一股明顯的果香味，即使把粉末裝進膠囊裡，從膠囊外頭還是可以聞到這種特殊的香瓜香味。

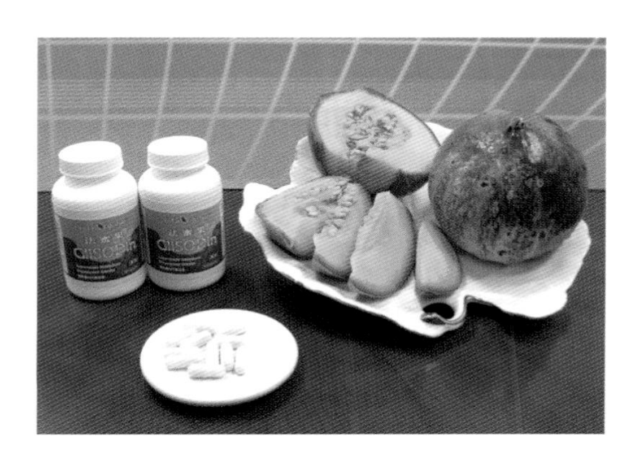

此外，在美國和法國，目前都只有「純」的法國香瓜萃取物製成的膠囊，也就是說，在一顆重量250毫克的膠囊中，所有的粉末都是這種法國香瓜萃取物；唯有在日本，法國香瓜萃取物被當做是一種具有保健活性的原料成份，業者把它跟其他成分組合在一起，推出複方式的產品在市面上販售。至於台灣，目前跟美國、法國一樣，僅有單純用法國香瓜萃取物製成的膠囊產品。

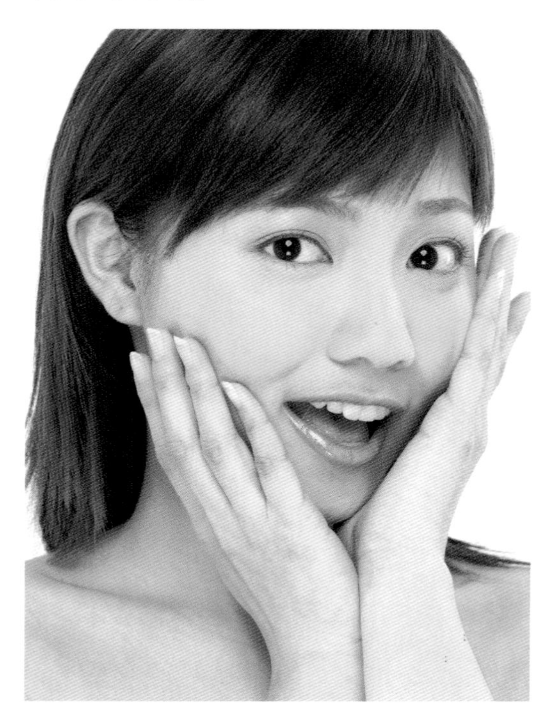

Q&A

Q 聽說有一種新的法國香瓜，也有抗氧化的效果，但是台灣也生產很多香瓜，台灣的香瓜就沒有抗氧化的作用嗎？

A 台灣香瓜含有豐富的維他命和礦物質，其中部分成分絕對有抗氧化的效果；它與法國香瓜之間的差異，可能在於品種上有所不同，抗氧化成分的含量也因而有些不一樣了。

最近在台灣上市的法國香瓜萃取物，就號稱是產自南法普羅旺斯省的特殊品種香瓜所製成，而這種香瓜含有豐富的抗氧化酵素SOD，含量高達一般香瓜的7倍之多。由此可見，台灣香瓜應該也有抗氧化作用，只是抗氧化物含量可能不及於這種法國香瓜而已。

（前台北醫學大學附設醫院營養諮詢門診營養師吳曉梅解答）

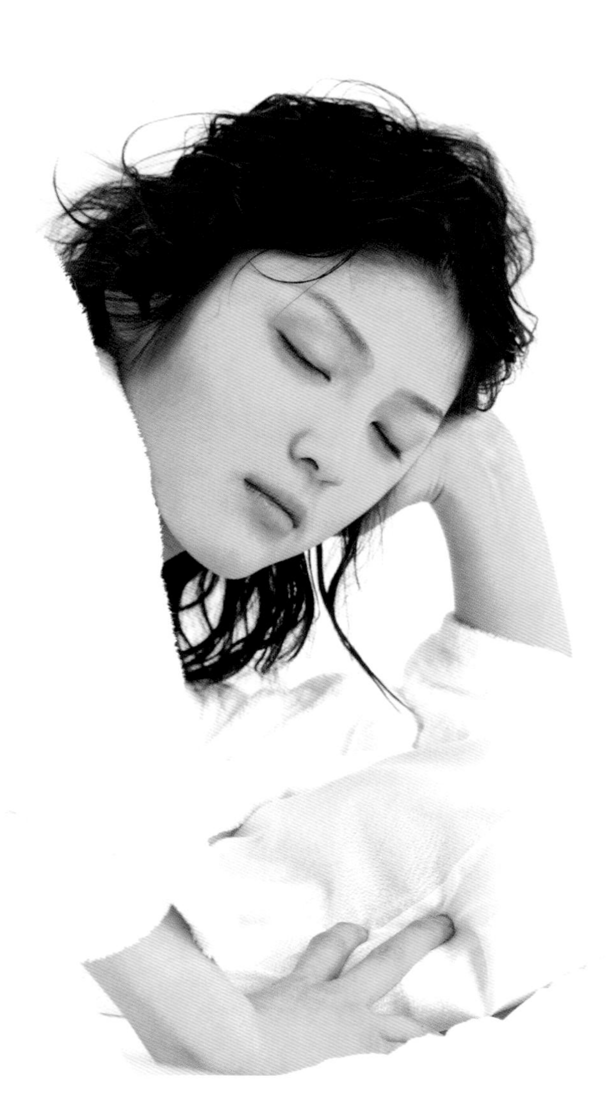

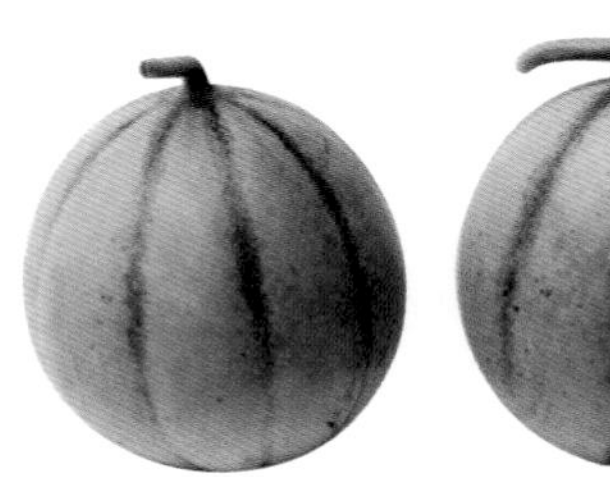

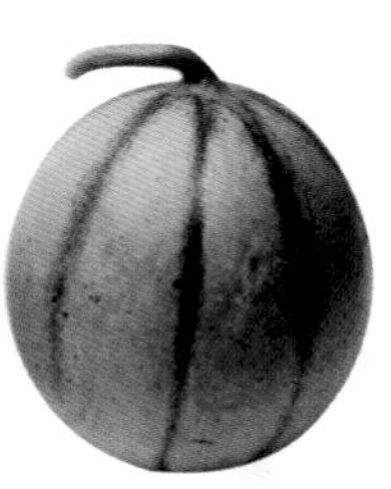

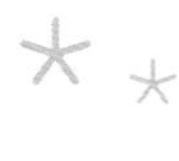

Alpha lipoic acid

10* 硫辛酸（簡稱ALA）

- 一種完全天然、存在於體內各細胞深處的分子
- 自然界最有效的抗氧化劑與抗發炎劑，比維他命C＋E還強上400倍
- 可溶於水與脂肪的雙重可溶性，被稱為「無所不在的抗氧化物」
- 在細胞能量產生過程扮演重要角色，也被稱為「新陳代謝的抗氧化物」
- 保護其他抗氧化物，並增加其含量，讓肌膚散發健康年輕的光采

什麼是硫辛酸(Alpha lipoic acid)？

硫辛酸(Alpha lipoic acid)，這個名詞對你來說或許還算陌生，不過在美國醫學美容界，提起硫辛酸，應該大家對其印象深刻。硫辛酸之所以竄紅，美國耶魯大學醫學院皮膚科臨床教授裴禮康（Nicholas Perricone, M.D.）應該是功不可沒，裴禮康是專門研究抗氧化的權威醫師，他所研發的「三天變臉」療程，曾經在美國知名新聞節目主持人Diane Sawyer主持的「早安美國」(Good Morning America）新聞節目中，邀請自願的觀眾接受這項特殊療程，結果在短短3天內，受試者宛如換了一張臉，看起來立即年輕了10歲，觀眾也親眼見證到硫辛酸「變臉」的神效。

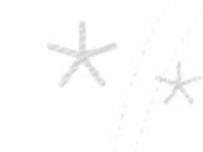

硫辛酸的功效

- 改善整體皮膚外觀
- 消除細紋與皺紋
- 改善眼袋、眼睛浮腫
- 改善毛孔粗大
- 消除青春痘疤痕
- 避免皮膚黯淡、沒有光采

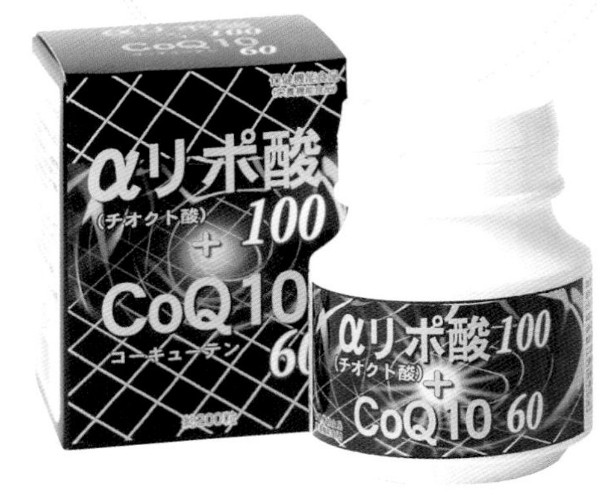

硫辛酸是一種完全天然、存在於體內各細胞深處的分子，在1951年首次被發現。而早在裴禮康醫師發表硫辛酸「三天變臉」的神奇療程之前，另一位研究硫辛酸的權威——美國加州大學柏克萊分校的派克博士(Lester Packer, Ph.D.)，就整理、出版了許多口服硫辛酸對動物與人類的實際醫療功效。

無所不在的抗氧化劑

硫辛酸不像別的抗氧化劑，在體內只有一項特定的任務——代打，也就是說，如果體內缺乏維他命 C 或 E ，硫辛酸將暫時接手它們的工作。而且硫辛酸還能大大增強維他命 C 和 E 的作用，並且增加其含量，所以如果將ALA和一些其他的抗氧化成分一起製成複方，更能提高這些抗氧化成分的效果。

簡單來說，硫辛酸是一種類似維他命的物質，在體內經腸道吸收後進入細胞。硫辛酸的另一個特別之處也在於，它既是水溶性也是脂溶性，這一點跟維他命C與E不同，它可以暢行無阻，到細胞的任一部位對抗自由基，甚至可以進入細胞之間的空隙，提升能量和修復能力，所以也被稱為「無所不在的抗氧化物」。同時，硫辛酸也可阻止葡萄糖附著在肌膚真皮的膠原蛋白上，導致膠原蛋白因失去彈性、變粗變硬的老化過程。

一些研究報告也顯示，硫辛酸可以用來預防、甚至治療某些疾病，例如AIDS、糖尿病及其併發症、神經系統退化及肝機能失調等症狀。但由於硫辛酸只少量存在於馬鈴薯、菠菜及肉類中，若要補充足夠的硫辛酸來預防疾病，最好還是選擇已萃取好的營養補充品，而市面上的產品也常常將硫辛酸與葡萄子、綠茶、維他命C等成分，製成複方的綜合抗氧化劑。

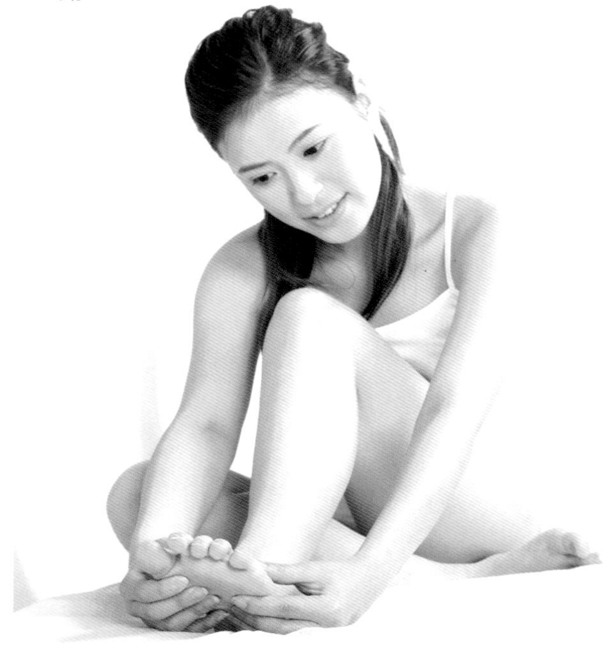

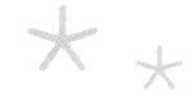

怎麼吃 每日200毫克，有效撫平皺紋

硫辛酸的建議服用量，是每天50毫克。而抗氧化權威裴禮康醫師提出的無皺紋建議攝取量，為每天200毫克，分成兩劑服用，早餐及午餐各服用100毫克。

硫辛酸沒有特別的使用禁忌，但孕婦及兒童不建議服用。

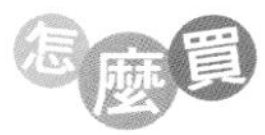

怎麼買 觀察粉末有無辛辣味

由於硫辛酸只少量存在於馬鈴薯、菠菜及肉類中，因此若要補充足夠的硫辛酸來預防疾病，最好還是選擇已萃取好的營養補充品，市售產品常常將硫辛酸與葡萄子、綠茶、維他命C等成分製成複方產品。選購時，由於硫辛酸味道極辛辣，粉末呈現淡黃色，要測試是否為硫辛酸真品，可以將膠囊打開，觀察粉末顏色是否為淡黃色，或是沾一點粉末在舌頭上，嚐嚐看有無辛辣味。不過平時服用則不要將膠囊打開。

Q&A

Q 我在網路上看到裴禮康醫師的抗老化配方產品，據說可以讓皮膚皺紋消失，還有拉皮的效果，但是聽起來效果跟打肉毒桿菌類似，他們到底有什麼不同？

A 裴禮康醫師的研發的硫辛酸美膚調方，曾經在美國醫學美容界引起的極大震撼，後來部分第四台電視購物廣告，過分誇大硫辛酸為「擦的肉毒桿菌A-Tox」，雖然硫辛酸的抗皺效果不錯，但與肉毒桿菌的作用原理完全不同，使用的方式也迥然相異。

肉毒桿菌的作用機轉，是利用注射肉毒桿菌來抑制神經肌肉間之傳導，使過度活躍收縮的肌肉放鬆，因而消除皺紋，而且注射肉毒桿菌一定要由合格的醫師親自執行注射才安全。而硫辛酸則是以口服的型態從裡到外，以提高體內的活氧濃度，或添加在保養品中塗抹在皮膚上，以提高皮膚的活氧濃度，使肌膚恢復年輕、有彈性。

基本上，肉毒桿菌素解決的是「動態性」的皺紋，而硫辛酸或是其他除皺成分，能改善的是「靜態性」的紋路與皮膚的彈性，或是延緩這類問題的產生。

（佐登皮膚科、千葉診所院長洪勗峰醫師解答）

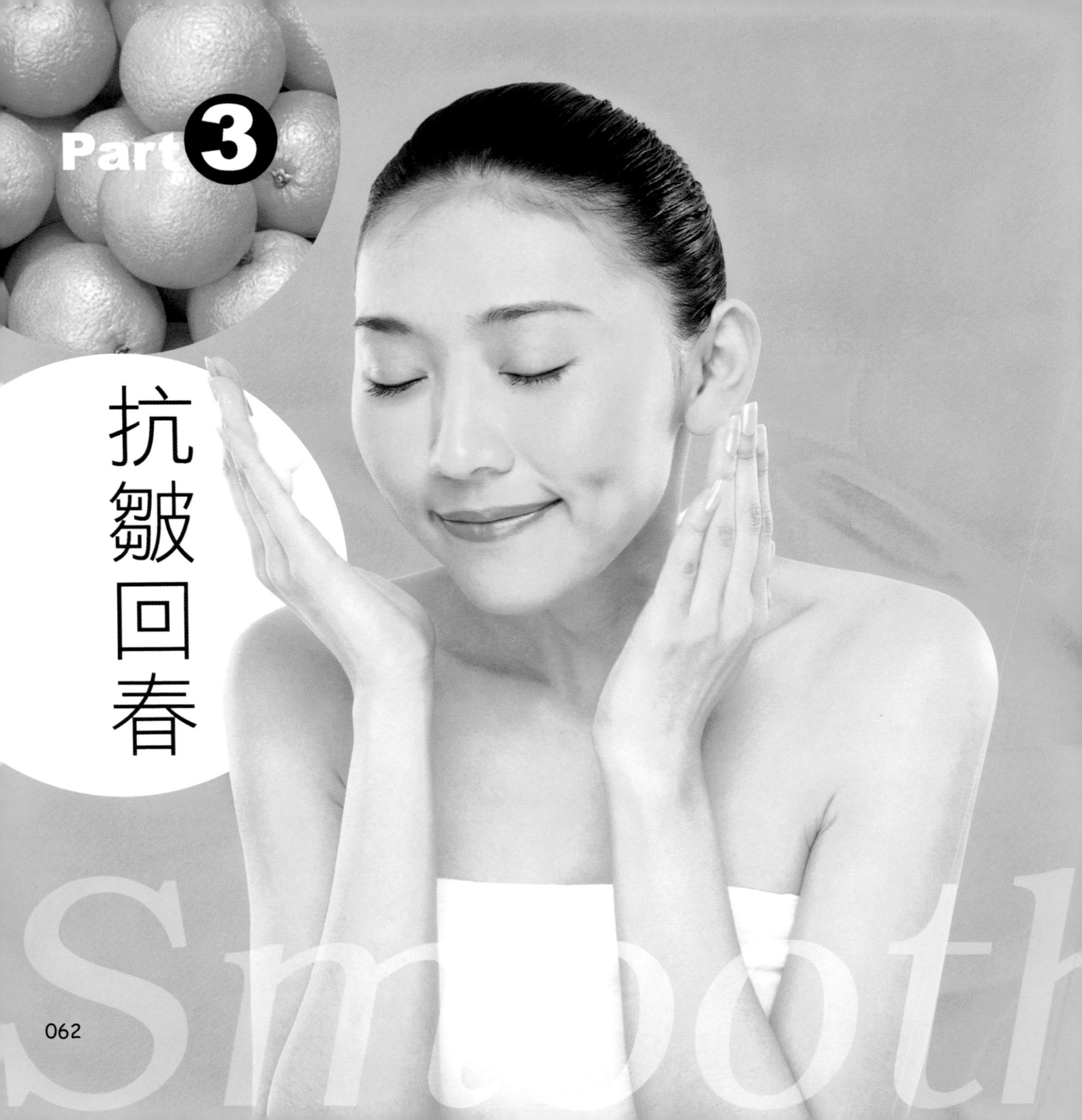
Part 3
抗皺回春
Smooth

Smooth

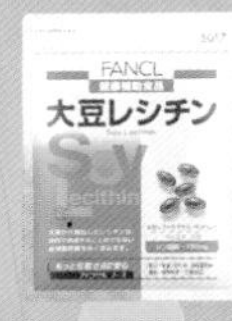
【輔酵素Q10】除皺紋、改善過敏

【膠原蛋白】預防老化、消除皺紋

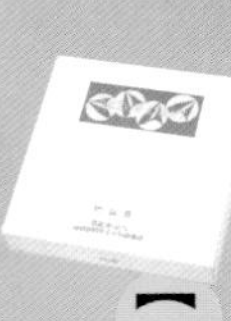
【納豆】保濕除皺、防止老化

【胎盤素】美白回春、活化細胞

【大豆異黃酮】潤澤肌膚、調節荷爾蒙

對於愛美的女性來說，另一項更艱難的任務，就是「撫平歲月的痕跡」，也就是讓長出來的細紋消失，但可能辦到嗎？

現今當紅的就有膠原蛋白、胎盤素、納豆、輔酵素Q10、大豆異黃酮等等……，想要恢復青春面貌，就得下足功夫，以上所提這些抗皺回春的成分，都是你不能不知道的回春武器。

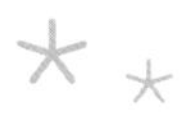

揪出老化的元兇

美白、抗老是減肥之外，所有愛美女生的全民運動，我想大家都已經知道「抗老等於抗氧化」這個道理，終究自由基還是我們抗老的頭號敵人，不過抗老是防止老化，也就是先防範於未然，比方說，讓皺紋不要長出來，但是對於更資深的水美人們，抗老的另一項更艱難的任務，就是「撫平歲月的痕跡」，也就是讓長出來的皺紋消失，但可能辦到嗎？我想水美人們一定都寧願相信肯定的答案，而不想聽到「你這個『恐怕』沒辦法哦」的說法，這樣的宣判對水美人來說，也等於是判定死刑，所以就連一點的「恐怕」都不容許。

所以囉，綜觀國內的時尚潮流，除了減肥之外，最熱門的話題就是抗老保青春，尤其在藝人、名人的催化，加上媒體的強力「教育」下，抗老成了時尚潮流，不管是有錢有閒的、老的、年輕的、趕時髦的，都通通加入了抗老行列。這個現象從坊間林立的醫學美容中心、抗老診所、藥妝店堆到滿出來的產品貨架……，都可以看出端倪，究竟販賣「抗老」這個產品，是美容、健康業者的商機？還是現代人共同的迷思？是值得好好推敲的。

外在因素佔75%

不管抗老是潮流，還是真正的需要，我想人們愛美的天性總是不會改變。要對抗老化，了解老化的原因是必要的功課。75%以上造成肌膚老化的原因來自於外在因素，例如：日曬、寒風、抽菸、污染、壓力、營養失衡、缺乏運動……等，而隨著年齡增長，荷爾蒙分泌發生變化，影響人體組織內的代謝活動與彈性張力的退化，加速了老化的程序，使得肌膚失去原有的豐潤、緊實與光采，變得乾澀、粗糙、缺水而易敏感，皺紋與鬆弛現象明顯，年輕緊緻的完美輪廓也不復存在。

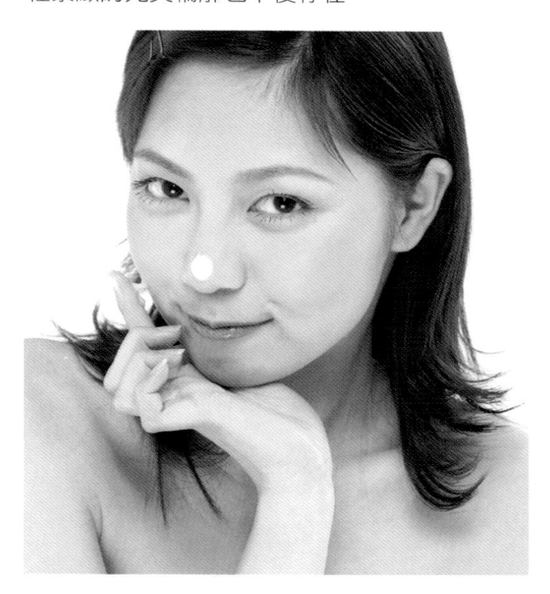

對症下藥 回春工程當紅

再來看看哪些是皮膚老化的「症狀」？皮膚乾燥、皮膚變薄、皮膚鬆弛、皺紋、眼袋、表情紋（包括：魚尾紋、抬頭紋、皺眉紋、笑紋）、粗糙、暗沉、黑斑、老人斑、日光性角化症、皮膚癌、皮脂腺肥大、老年性紫斑症……，這些夠可怕了吧！老化的速度可是一刻也沒停歇，對於抗老工程也就一刻不得閒，尤其是對於已經造成的老化，抗皺回春成了艱鉅的任務，究竟回春的靈藥在哪裡？究竟是老祖宗的胎盤素，還是一瓶上萬元的「貴婦乳霜」？

肌膚要抗老並達到除皺回春的功效，可是需要對症下藥來「治療」的大工程，並不是僅擦擦保養品就可以了，除了勤於保養並使用有除皺效果的產品之外，還要來個「內、外兼修」，外抹保養品加內服的吃的保養品，必要的話，還要再加上個醫學美容、整形外科的輔助，抗皺回春這個抗老「治療」工程才可能達成。

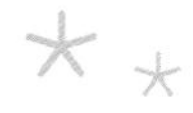

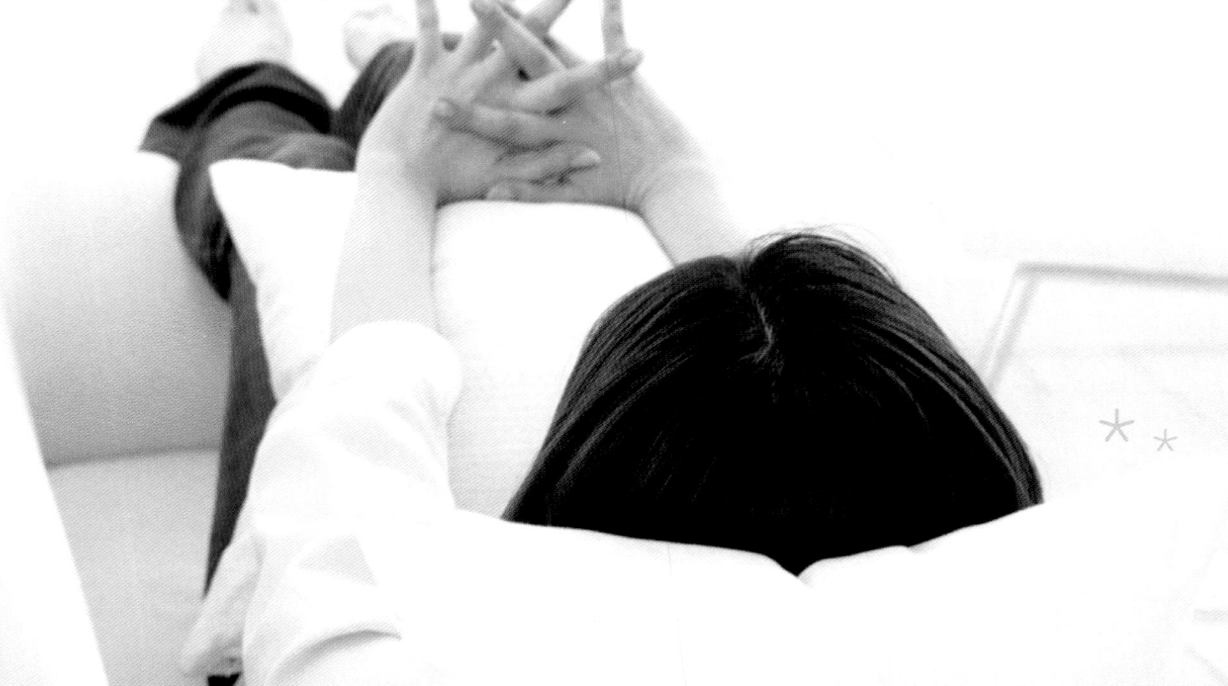

只有懶女人，沒有醜女人

想靠「外力」來達到「治療」老化的效果，果酸、外用維他命A酸及維他命E、左旋維他命C、雷射除皺、脈衝光、注射肉毒桿菌、打玻尿酸、拉皮……，這些都是武器，至於適用情況及效果，全得看個人的老化「病情」而定。

有哪些吃的保養品，可以幫助我們抗皺回春呢？現今當紅的就有膠原蛋白、胎盤素、納豆、輔酵素Q10、大豆異黃酮等等……，不管是老祖宗留下的秘方、日本流行的美容食品、抗氧化權威的美顏秘方、或是現代科學的研發，這些東西你或許聽過，也或許還一知半解，不過還是那句老話，「只有懶女人，沒有醜女人」，想要恢復青春面貌，就得下足功夫，以上所提這些抗皺回春的成分，都是你不能不知道的回春武器。

找回年輕緊緻肌膚的 Do/Don't

Do/力行

- 用力防曬
- 加強保濕滋潤
- 飲食：多吃蔬菜水果，多喝水
- 睡眠：每天晚上11點以前上床睡覺
- 運動：每天早晚各運動1小時

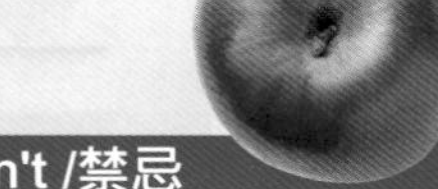

Don't /禁忌

- 任何辛辣、油炸食物
- 不當減肥
- 吸菸、酗酒
- 通宵打牌、熬夜工作

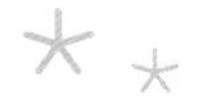

裴禮康醫師的「除皺美膚聖經」

想除皺，就一定不能不認識裴禮康醫師（Nicholas Perricone, M.D.）這位抗氧化權威，他所研發的「三日變臉」療程，不僅在美國掀起一陣熱潮，他所著作的「抗老化聖經」一書，也榮獲美國紐約時報暢銷書排行榜，可見他有多「ㄏㄤ」。裴禮康醫師所提出的抗老飲食理論，主張「少量多餐」以及「營養均衡」。不過，他的營養均衡觀點可是有別於傳統的營養學理論，加上搭配一些特殊抗氧化劑的補充，所以他的美顏秘方也號稱是「對抗歲月痕跡的革命性處方」。

裴禮康認為，標準的一餐，應該具備蛋白質，不會促進胰島素大量分泌的碳水化合物，以及大量的蔬菜水果，還有他特別推薦要多吃魚，少吃紅肉。按照裴禮康的理論，早餐可能就是烤鮭魚淋橄欖油，或紅酒醋的蔬菜沙拉，以及一小碗的草莓或藍莓。

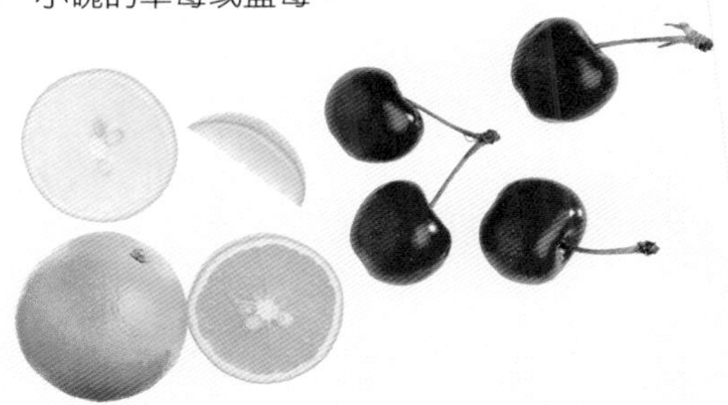

不好的碳水化合物 吃多了容易老

裴禮康對碳水化合物好壞的分類，就是看是否會提高胰島素分泌，認為壞的碳水化合物，會讓身體釋放胰島素，使細胞製造發炎物質，而啟動老化過程。按照他的定義，麵食、米飯、鬆餅、馬鈴薯等這類碳水化合物成分高的食物，吃了會讓血糖指數提高，屬於不好的碳水化合物，吃多了容易老。

除了美膚飲食計劃，他所推薦用來治療老化的抗氧化劑，包括維他命C、維他命E、硫辛酸、二甲氨基乙醇（DMAE）、輔酵素Q10……其中簡稱DMAE的二甲氨基乙醇，和其他胺基酸等成分相混合時，對皮膚有顯著的緊縮效果，擦了以後讓肌膚比較緊緻，沒有鬆弛感，看起來自然像是一下年輕了好幾歲。而很多好萊塢知名藝人的化妝師，化妝箱內都有一瓶含有高濃度DMAE成分的乳霜，被當作「除皺急救品」。

對於日常的食物，裴禮康醫師也明確告訴你哪些吃了可以幫助除皺？哪些卻會加深老化病情？愛美的你，可得好好記在心裡。

- 讓你無皺紋的水果：櫻桃、梨子、葡萄柚、蘋果、梅子、桃子、柳橙。
- 最好少吃的水果：棗類、西瓜、鳳梨、葡萄乾、杏子、芒果、香蕉。

Collagen

11* 膠原蛋白

- 維持肌膚與肌肉的彈性
- 預防皮膚老化
- 修復受損肌膚、消除皺紋
- 促進保濕，強化肌膚鎖水功能

膠原蛋白的好處

- 預防皮膚老化
- 代謝肌膚、消除皺紋
- 修復受損肌膚，如痤瘡及皺紋
- 使肌膚趨於中性、改善分泌狀態
- 促進保濕，強化肌膚鎖水功能

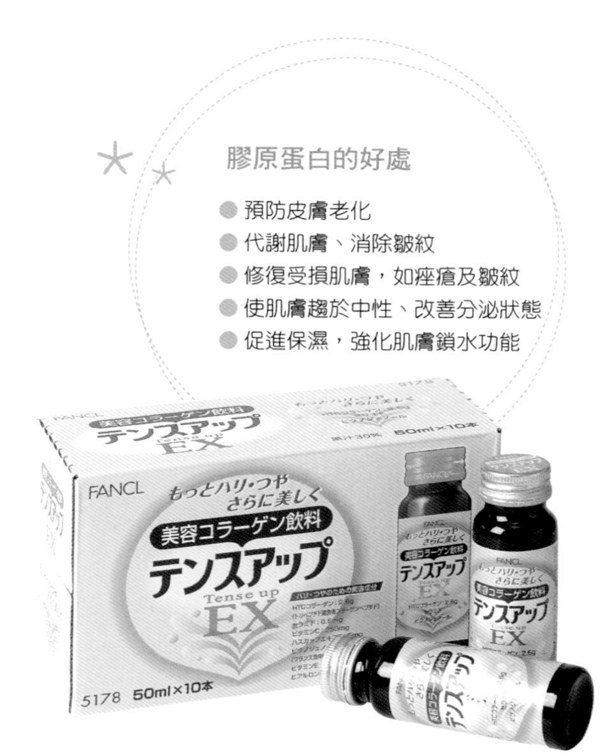

什麼是膠原蛋白（Collagen）？

繼茄紅素紅透半邊天後，膠原蛋白在這一、二年，絕對是最熱門的明星保養成分，不管是擦的、抹的、吃的、喝的、打的……，各種產品是多到數不完，到底它是如何在一夕之間竄紅？我想很多人也不明究理吧！過去膠原蛋白在整形外科界的應用，已佔有一席之地，也經常被使用在某些疾病的治療，而現代隨著生化科技的發展，膠原蛋白運用在抗老、回春上的功效，更是讓愛美一族趨之若鶩。

什麼是膠原蛋白？簡單來說，它在人體中的角色，就像是房子的地基和支架一樣，主要功能是提供組織所需要的強度及柔軟性。換句話說，膠原蛋白是維持皮膚與肌肉彈性的主要成分。但是在20至25歲以後，人體中的膠原蛋白開始流失，就好像彈簧床內的彈簧彈性疲乏，床會不平、下陷一樣，表現在人的皮膚的狀態，則會開始出現皺紋，例如法令紋、眉間紋、抬頭紋、魚尾紋，以及凹洞、班點等老化現象。

適時補充　有效預防皺紋

膠原蛋白是我們體內主要支撐的蛋白質，在皮膚、骨骼、關節軟骨、內臟到血管等，都含有膠原蛋白，但是隨著年齡的增長，膠原蛋白在人體內的含量會逐漸減少。一項研究結果顯示，膠原蛋白在體內的含量變化，從出生至20歲的期間會逐漸增加，20至50歲之間保持不變，50歲以後會逐漸減少，到了70歲則保持在最小含量。研究人員也發現，60歲以上老人因為膠原蛋白含量減少，導致其真皮層厚度，平均要比年輕時降低25至30%，而女性的變化也比男性來得明顯。

除了年齡的增長導致膠原蛋白的自然流失，加上老化、過度乾燥的環境、不當地拉扯皮膚等因素，都會破壞膠原蛋白的結構，導致肌膚出現鬆鬆垮垮的皺紋。因此，愛美的人都知道，皮膚膠原蛋白的含量，與皺紋數成反比，由膠原蛋白的含量多寡，就可以看出一個肌膚老化的程度，而適時適量補充膠原蛋白，是預防或改善皺紋最直接有效的方法。

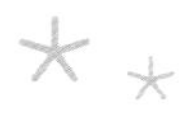

具有超強的保溼功能

膠原蛋白可以增加皮膚保水性，保持皮膚光滑與柔軟性，避免皮膚鬆弛及產生皺紋，使皮膚晶瑩剔透。因此，在保濕產品中，經常拿膠原蛋白當作主要成分，也就是看上膠原蛋白具有相當強度的保水功能，讓皮膚結締組織保濕、保持彈性及緊緻。另外，藉由口服後由人體吸收、分解再形成的自體膠原蛋白，才能有效持續地留住肌膚所需的滋潤與養分，並且排除老化角質，而達到徹底緊實、保濕及美白的功效。

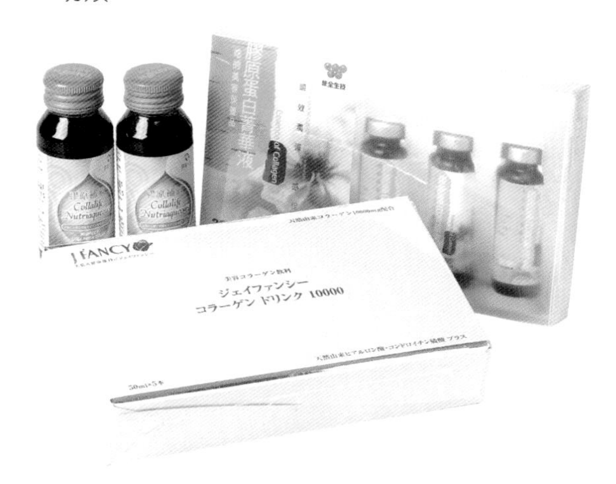

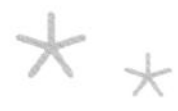

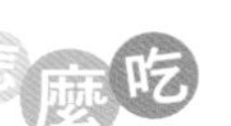

搭配維他命C效果加乘

目前市面上口服膠原蛋白的產品種類相當多，不管是用喝的飲料形式，或是吃的粉末、膠囊通通有，到底該怎麼吃最有效？

根據保健食品專家的建議，安全食用量是一天5至10公克的膠原蛋白，並建議搭配維他命C一起食用，因為維他命C是促進膠原蛋白生成不可或缺的輔酵素（Co-enzyme），沒有足量的維他命C，即使補充再多的胺基酸，也無法在體內形成膠原蛋白，想讓皮膚水噹噹，在補充膠原蛋白的同時，別忘了維他命C，才能讓效果加乘。

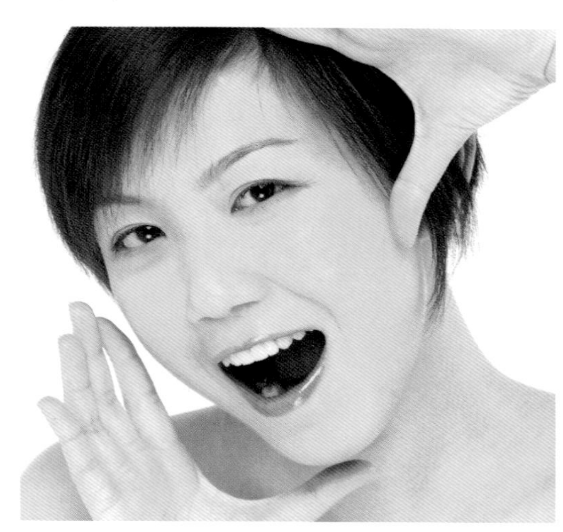

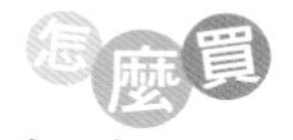

飲料、錠劑各有特色

一般消費者對膠原蛋白吃的美容品的認識，多停留在每天都可以喝的美白飲品，不過市面上口服膠原蛋白的產品，除了用喝的，還有用吃的粉末、膠囊、錠劑等形式，在選購上可以依據個人對效果的考量，或是習慣的服用方式，來選擇合適的產品。

而隨著產品的熱門，市面上魚目混珠的膠原蛋白產品也相當多，除了傳統上是從雞冠、魚皮，或是豬、牛身上萃取出的膠原帶白外，有些產品甚至會以雞骨粉來混充，因為從外觀根本難以分辨，不過如果是雞骨粉，可以聞到一股臭腥味，在購買時可以多加留意。另外，產品的劑量以及濃度，也是購買時比較的重點。總之，還是那句老話，最好選購有品牌信譽的廠商生產的產品，品質上也較有保障。

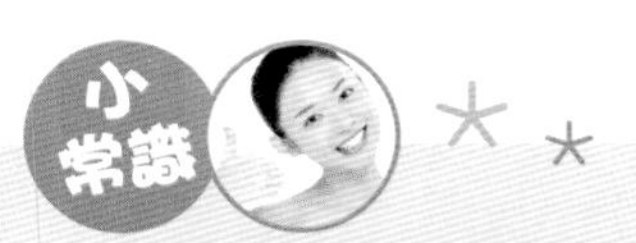

食物中富含膠原蛋白

從飲食中攝取膠原蛋白的方式有三種方式，亦即「缺什麼、吃什麼」、「營養補充」，以及「減少膠原蛋白破壞的速度」。在動物的皮膚、軟骨、韌帶中，都有很多的膠原蛋白，因此在吃紅燒蹄膀、炒豬皮、滷雞翅膀、雞皮這類帶皮和骨的肉類，或是魚、貝類料理時，就會吃到膠原蛋白。不過，無論你有多熱衷補充膠原蛋白，補充富含必須胺基酸的雞蛋、黃豆、豬肉等蛋白質食物，對於你的皮膚、荷爾蒙平衡及整體健康的幫助，一定絕對比單純補充膠原蛋白更有效，所以囉，想美麗，一定得多管齊下，不能偷懶呦。

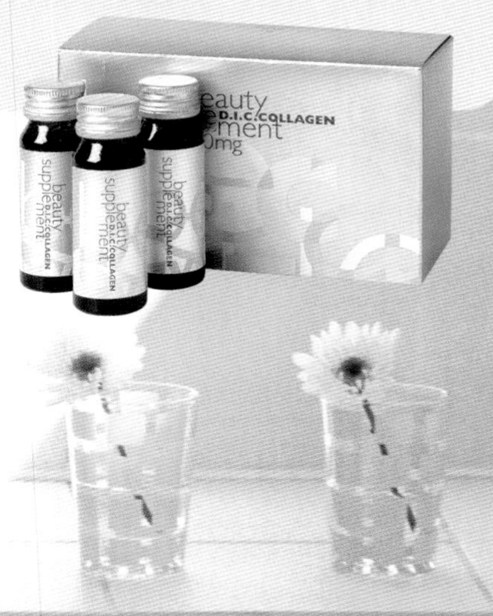

Q&A

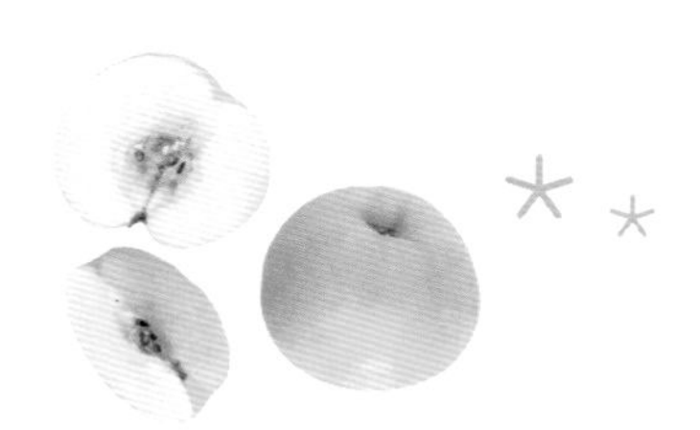

Q 吃的膠原蛋白真的能補人體的膠原蛋白嗎？膠原蛋白用「吃的」和用「擦的」或用「打的」，哪一種的效果比較好？

A 目前膠原蛋白的補充方式，可以分為外用、注射以及口服三種。外用是使用含膠原蛋白的保養品。膠原蛋白是分子量非常大的蛋白質，如果未經過生物科技的適當處理讓分子變小，是無法進入皮膚真皮層被吸收的，擦的膠原蛋白主要作用在皮膚表皮層提供組織修護及高效保濕，功能與吃的需求不同。

注射則是由醫師利用高純度低過敏性的膠原蛋白，將其注射到皮膚的皺紋及凹洞中，作為填補材料，消除惱人的皺紋及鬆垮的輪廓，因為膠原蛋白也會隨著時間而被人體所吸收，注射後作用的時間大約可維持半年至一年。

而吃的膠原蛋白，須經過胃部蛋白酶、胰臟蛋白酶及腸蛋白酶，分解成個別胺基酸，才能為腸絨毛吸收，進入血液循環系統，將脯胺酸（Proline）及羥基脯胺酸（Hydroxyproline）這兩個胺基酸，送至細胞DNA進行同化作用，而產生新的膠原蛋白。但是吃的效果和腸道分解能力也有相對關係，其作用到皮膚或骨骼展現效果時間比較長，因此也要考慮其吸收與作用的程度如何，才能判斷是否有效。

吃的膠原蛋白與其他的蛋白質食物相同，經過消化分解吸收後，以胺基酸的形式被人體吸收，而這些胺基酸將因人體自身的需求性，「非意識性」地被合成為各式各樣種類不同的蛋白質（如肌肉、酵素、毛髮、皮膚……或膠原蛋白），雖不能說完全無效，但停留在「吃腦補腦、吃肝補肝」的「食補」認知層次。

（佐登皮膚科、千葉診所院長洪勵峰醫師解答）

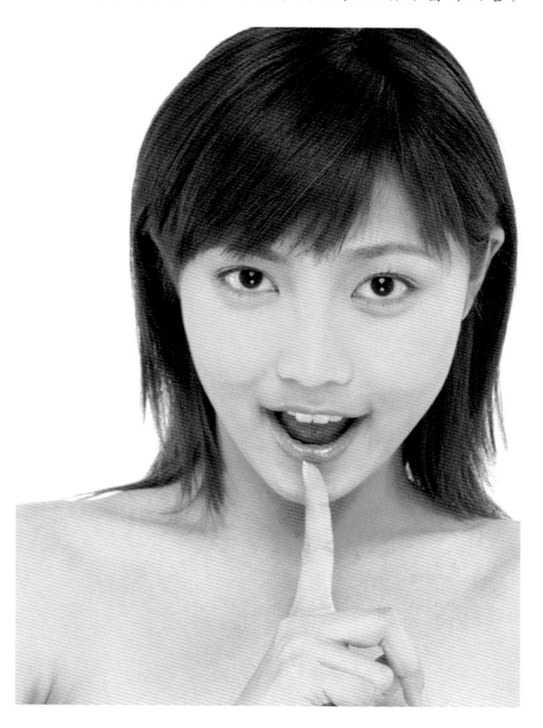

Natto

12* 納豆

- 外表平凡，功效神奇的日本傳統保健食品
- 其中的納豆激酶，是天然救命血栓溶解劑
- 日本王室貴族仕女的養顏秘方，當紅的美容保養成分
- 保濕鎖水能力是玻尿酸的數倍

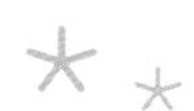

什麼是納豆（Natto）？

納豆是日本人餐桌上經常出現的傳統食物，大家或許都聽說過，日本人是全世界最長壽的民族，原因就與他們最普遍食用的食物──納豆、綠茶及深海魚有關，可見納豆這種看似平凡的食物，確有其神奇的保健效果。根據日本2003年針對114種食品健康生活調查顯示，詢問受訪者「你認為對健康及身體有益而會積極攝取的食物是什麼？」，結果認為納豆有益健康者佔69％，排名第一。

其實，對日本人來說，納豆不僅是延年益壽的保養聖品，更是女人青春美麗的泉源，而拜生物科技發達之賜，生化學家早就研究出如何將納豆中的有效成分，萃取並應用到各種保養品當中。

納豆的好處

- 防止老化
- 保濕除皺
- 拮抗壞菌、幫助快速排便、瘦身
- 降低膽固醇
- 預防中風及心肌梗塞
- 血管硬化及癌症的發生

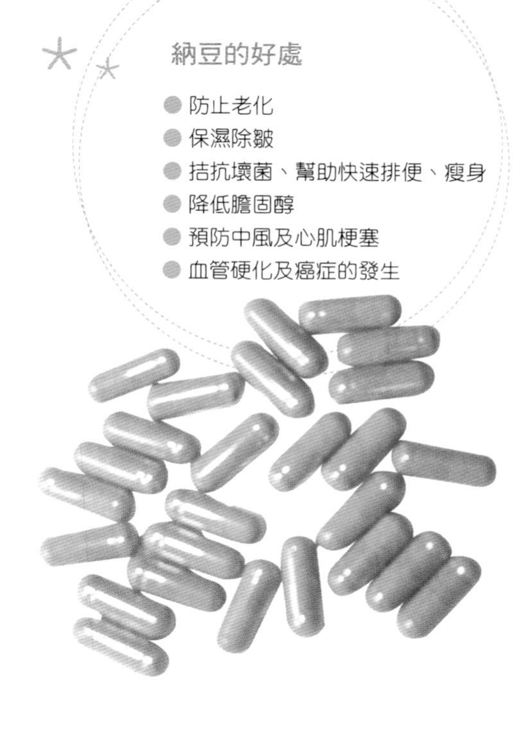

美容抗皺的明日之星

納豆在美顏上的秘密，在於它和大豆一樣，都含有豐富的異黃酮素，同樣也是植物性膠原蛋白來源之一，植物性膠原蛋白能夠降低過敏及排斥的可能性，而且穩定性高。大豆及納豆萃取也儼然成為植物性膠原蛋白的代名詞，可望成為美容抗皺成分的明日之星。

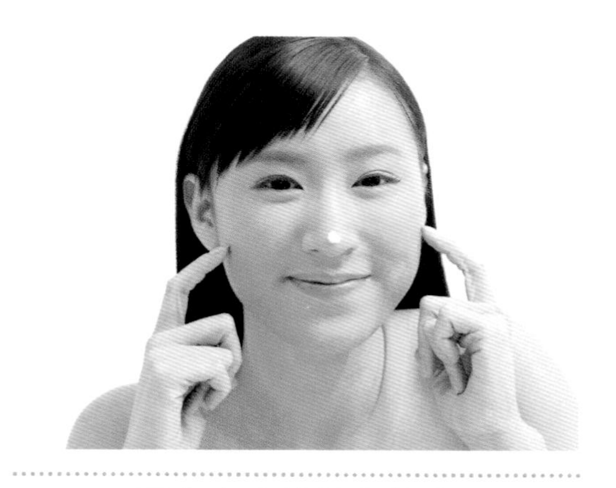

能快速排便、瘦身

外表黏膩、就像絲狀黏稠物的納豆，是由煮熟的黃豆加入一種特殊的發酵納豆的菌種(Bacillus subtilis natto)發酵而成，納豆發酵後，會產生大量的絲狀物，也就是你看到筷子夾起來會拖著長長細絲，但可別小看這黏稠稠的東西，這些可是納豆營養的精華所在。這種絲狀物中含有納豆菌（B.Subtilis Natto）及納豆激酶（Nattokinase），其中納豆菌能拮抗壞菌、幫助快速排便、瘦身，效果是乳酸菌的10倍；而納豆激酶則是能分解血中硬塊、預防中風及心肌梗塞，還能活血調經。此外，納豆中還有大豆異黃酮等多種抗氧化成分，能防止老化、降低膽固醇、血管硬化及癌症的發生。

日本皇室的美容秘方

而納豆絲狀物中的黏性成分－聚麩胺酸（PGA），更是最新的美容成分，超強的保濕能力是玻尿酸的數倍，不僅能鎖住肌膚水分，也能在肌膚表面形成薄膜，防止水分流失，讓肌膚恢復彈力與緊實，所以很早就是日本王室貴族仕女養顏秘方。

不過，納豆除了黏稠稠的型態，本身還具有一股特殊的氣味，就和我們臭豆腐或西方的乳酪一樣，喜歡的人會覺得很香，不習慣的人，就覺得奇臭無比，而且很多人對於納豆黏稠稠的口感，也不見得能夠接受。不過拜生物科技進步之賜，業者早已開發出科學化的納豆產品，從中萃取出有效成分，並製成膠囊等形式，方便消費者服用，成了更簡便的吃的美容保養品。

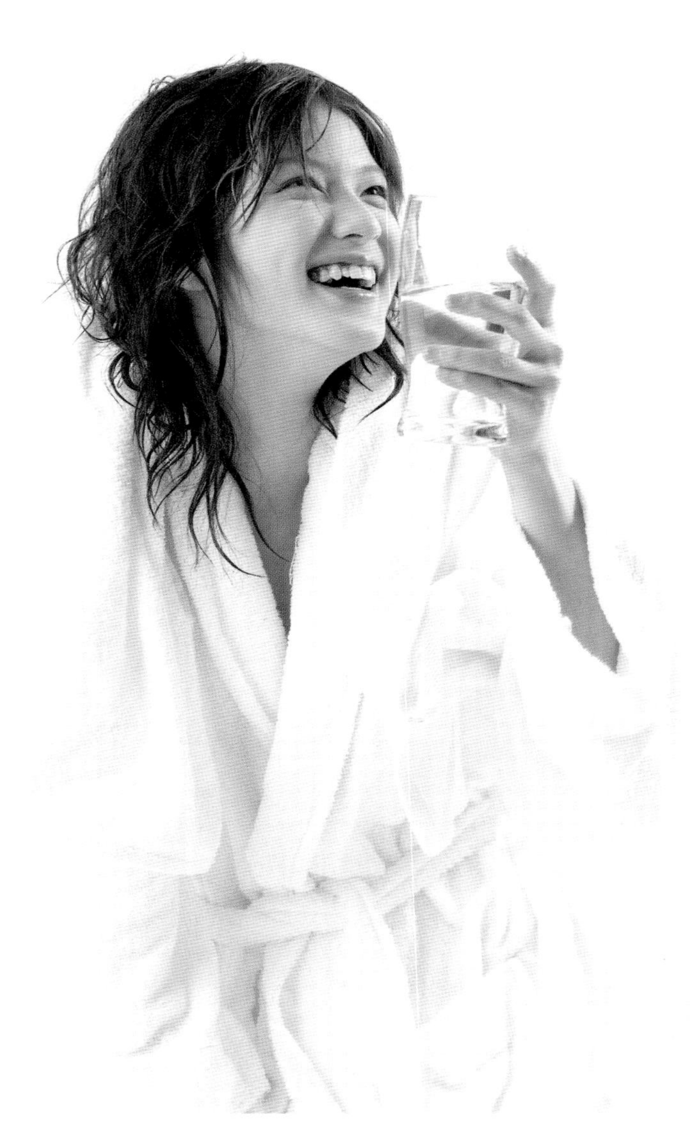

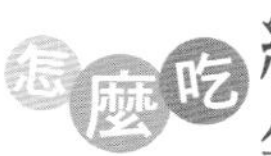

納豆激酶膠囊每天只要1公克

如果是傳統式日本納豆，台灣一般在日系百貨公司的超市中，現在也可以買的到，傳統納豆買來後即可食用，不必再加熱，每天食用100至200公克納豆，將可以預防血栓類相關疾病，如果把蔥和納豆加在一起食用，更可以提高血栓溶解的效率。

如果是服用納豆激酶的補充膠囊，因為是強化濃縮納豆的有效保健成分，所以每天只要服用1公克以下，其保健效果就相當於一盒100公克的日本傳統納豆。

納豆激酶會影響凝血時間，所以在服用處方抗凝血藥物時，應請教主治醫師；開刀、拔牙前兩天或有外傷時，也應暫停服用納豆激酶，手術、拔牙後一週，才能再度服用；此外，如果有外傷時，則要等到傷口完全復原後，才能服用。

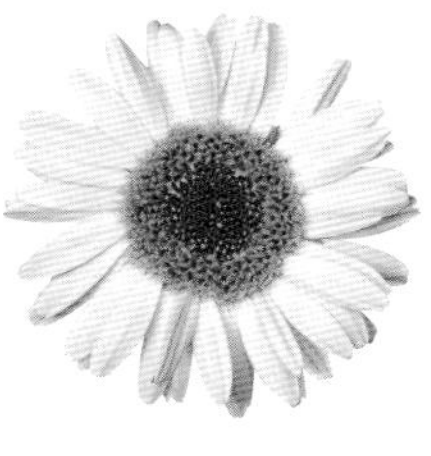

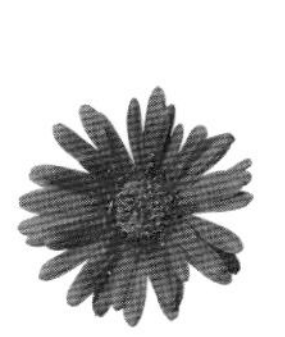

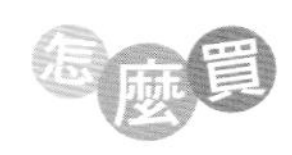

留意標示的單位量

要判斷納豆激酶的品質及效果，並不能以每粒產品含多少毫克來計算，因為酵素的活性是以特殊單位來計算，例如鳳梨酵素，就以消化蛋白質的能力來作為計算單位，而納豆激酶則是以其血栓纖維蛋白溶解率FU(Fibrinolytic Units)，來作為其活性之單位。

市面上的納豆激酶產品，每公克4000FU至20000FU的都有，舉例來說，每公克含4000FU的納豆激酶500毫克，其活性等於2000FU；每公克含20000FU的納豆激酶產品100毫克，其活性也是2000FU。雖然上述二者毫克數不同，但其活性其實是相同的，所以選購納豆激酶時，應留意的是標示中每單位（每粒膠囊、錠劑或粉狀一次服用量）的「FU」數，而非毫克數。

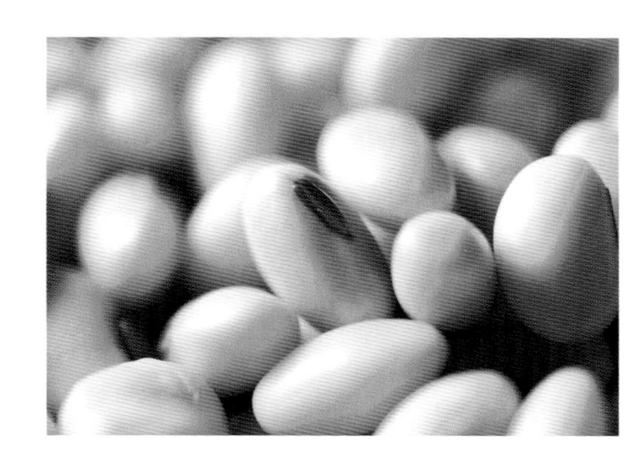

納豆激酶可預防心血管疾病

納豆除了現在流行的美容功效，如果你是為了健康因素補充納豆製品，記得從年紀接近中年開始，最好養成補充納豆激酶的習慣，防範於未然。專家建議，年紀上了中年以後，如果健康檢查出現血脂肪過高、血壓高等警訊時，可以開始每天服用2000FU的納豆激酶，可以預防致命性的心血管疾病。

此外，長期站立造成下肢靜脈曲張，以及懷孕時造成的痔瘡後遺症，也可以用納豆激酶來改善。但如果正值懷孕期間，則不宜服用納豆激酶。

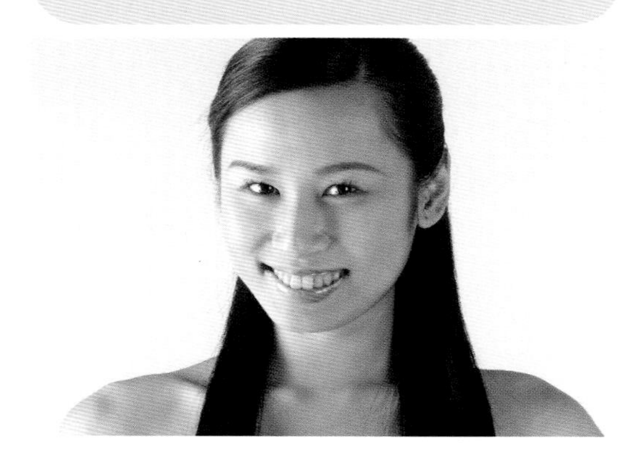

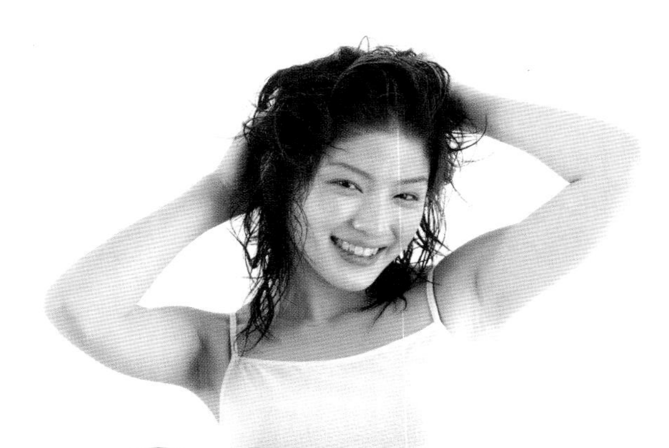

天然的保健食品

納豆是以黃豆為食材，將黃豆煮熟後用稻草包起來，藉由稻草上的納豆菌來充分發酵黃豆，經過發酵作用黃豆會出現白色的泡沫，用筷子挾起會有黏絲狀，即為「納豆」。日本人食用納豆已有上千年歷史，早在江戶時代的「日本時鑒」中有記載，納豆是天然的保健物質。1986年日本生理學教授須見洋行博士從200多種食品中發現，納豆中含有天然的對人體有益的物質，並命名為納豆激酶（或稱納豆酵素，Nattokinase），也就是我們現在常見的保健食品。

Q&A

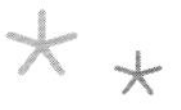

Q 最近聽說一種有納豆面膜的保養品，可以有保濕、除皺的效果，另外也常看到有納豆激酶的廣告，聽說是一種新的營養補充品，對皮膚和健康都很好，但是這類納豆產品用來當作保養品，或是吃的補充品，哪一種比較有效？該怎麼選擇？

A 納豆的絲狀物中的黏性成分——聚麩胺酸（PGA），是最新的美容成分，它所具備的超強的保濕能力，是玻尿酸的數倍，不僅能鎖住肌膚水分，也能在肌膚表面形成薄膜，防止水分流失，讓肌膚恢復彈力與緊實，所以在日本早就相當流行，不過其實際應用在化妝品或保養品的研究，國內外正在進行中，其實際療效仍有待進一步觀察。

（板橋亞東醫院皮膚科主任張英睿醫師解答）

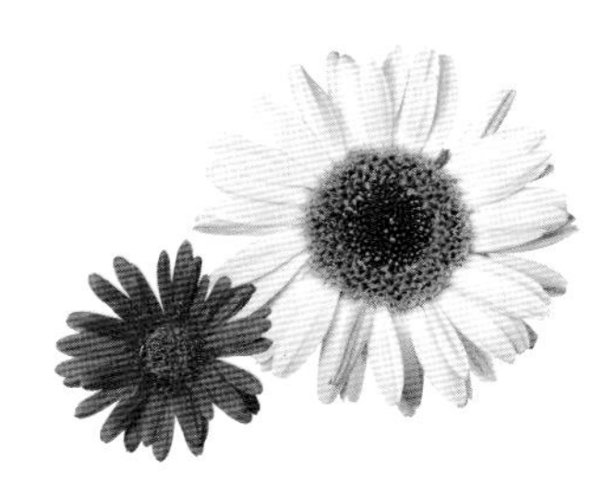

Q10

13* 輔酵素Q10

- 有效治療肌膚老化的抗氧化劑
- 防止皮膚受到紫外線及其他外界環境傷害
- 研究顯示抗皺效果達30%
- 日本保養品6大熱門成分之一
- 美國抗氧化權威裴禮康醫師列為建議的每日營養補充品

輔酵素Q10的好處

- 消除臉上細紋、延緩老化
- 增強心臟功能
- 增強免疫系統
- 改善過敏、哮喘及呼吸疾病
- 預防惡性腫瘤

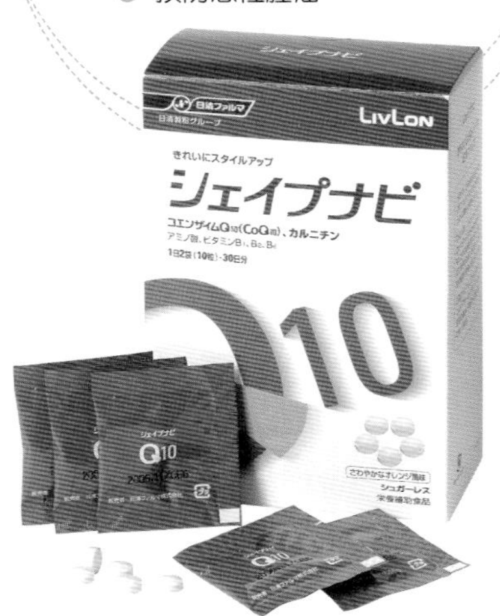

什麼是輔酵素Q10？

輔酵素Q10是一個曾被誤解的抗氧化劑，直到最近才被發現有治療肌膚老化的功效，它通常被當作健康食品食用，直到1998年歐美國家才開始使用在化妝品上，原因正是其優越的美膚作用。經常留意美容新資訊的消費者，近來對輔酵素Q10這個名詞應該都略有所聞，Q10不僅在日本被列為保養品的6大熱門成分之一，相關產品在當地也造成一股搶購的風潮。

到底Q10有多熱門？日本某家知名保養品品牌，在2004年4月首賣推出Q10的美容營養補充品，因為成分被標示為「含藥」，而限定在各大藥局及藥妝店販售，結果在9月就爆出最大業績量，原因是在藥妝店屢創佳績後，日本富士電視台渡邊滿里奈的節目「大辭典」，在節目中大力推薦這款商品，此後，該產品的銷售數字就呈現20倍、30倍成長。目前幾乎在日本各大藥妝店都可以看得到各種Q10產品，在所有抗老美容補給品市場，占有率高達50%以上。

根據報告指出，持續6個月使用含輔酵素Q10的保養品，可使眼周肌膚的皺紋深度與面積，減少近30%。

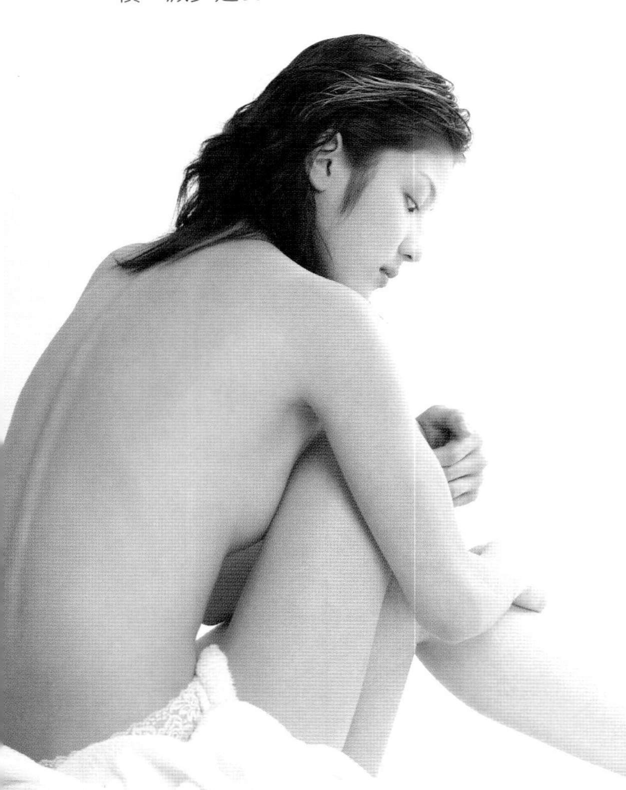

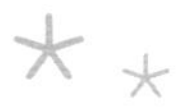

抗氧化權威列為每日必需品

除了日本的超熱門，輔酵素Q10也是美國抗氧化權威裴禮康醫師強力推薦的美容補充品，並將其列為每日必要的營養補充品之一，因為輔酵素Q10非常重要，是一種最容易被日照或毒素破壞的抗氧化劑，它能進入細胞膜，保護細胞不受自由基傷害，也能影響細胞的發電廠——粒線體，是維持健康的皮膚、心臟所必需的抗氧化劑。不過，人體的輔酵素Q10含量，在40歲時會開始下降，而且會一直持續下去，這也是為什麼需要額外補充輔酵素Q10的原因。

根據日本市場的經驗，舉凡年齡20至50歲，都是Q10補給品的愛用者，不少人嘗試後，紛紛在網站上發表使用經驗，例如：「雖然50歲了，不過看起來更年輕了」、「用了之後，雙下巴不見了」、「每天只睡4小時也不覺得累」，還有人誇張地寫下「爬樓梯更輕鬆了」、「肩膀痠痛不見了」等感言，不過，受限於台灣食品法規，Q10的食用補充品目前仍無法在國內販售，所以Q10也成為近來很多去日本旅遊者，被要求必帶的「伴手禮」之一。

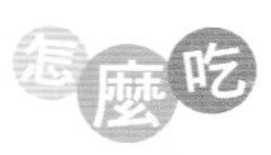

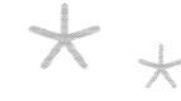

100毫克以下為安全劑量

雖然輔酵素Q10補充品目前仍無法進口台灣，不過依據美國抗氧化權威裴禮康醫師的建議，輔酵素Q10的攝取量，對於40歲以下、身體健康的人，一天可服用30至100毫克；40歲以上者，每天可攝取100毫克，早、午餐分2次服用。

由於輔酵素Q10非常安全，即使每天口服數百毫克，也不會發生中毒的情況，但是大量服用（超過150毫克），會造成血壓降低；而且有心臟病的人，必須先諮詢醫師的意見，評估是否能服用。

能在細胞中對抗自由基

其實，輔酵素Q10是人體細胞天生就有的，但它也可以靠食物或營養補充品中的化學物質來合成，日常的食物中，可以在紅肉、鮭魚、核果中發現它的蹤跡。由於它是脂溶性的，因此會集中在細胞漿膜對抗自由基，這也是為什麼它是非常有效的抗氧化劑。輔酵素Q10的存在對細胞膜非常重要，研究顯示，當皮膚暴露在紫外線輻射及其他環境傷害時，輔酵素Q10分子會很快耗竭。因此，為了防範氧化壓力對輔酵素Q10的消耗，平時的補充是必要的。

有助細胞新陳代謝

輔酵素Q10的另一個作用和另一種超級抗氧化劑——硫辛酸相同，都有助於細胞的新陳代謝，這兩種分子以不同的方式發揮作用，能在細胞漿膜的脂肪地區對抗自由基，也可以增進老化細胞生產能量，協助細胞修復。值得注意的是，人體的輔酵素Q10含量，在40歲左右就會開始下降，而且會一直持續下去，這也是為什麼需要額外補充輔酵素Q10的原因。

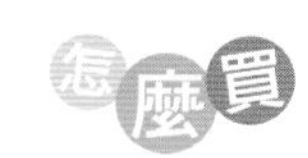

目前國內尚未核准

目前輔酵素Q10這個成分，在國內仍無法進口以食品方式販售，如果是託友人自國外帶來，則要注意產品的標示，最好自己能看懂用法才比較安全。

Q&A

Q 聽說日本有一種叫做Q10的超熱門美容保養品，除皺效果非常好，不過台灣好像沒有進口，請問如果想嘗試這種營養補充品，有什麼管道或是其他東西可以代替嗎？聽說台灣現在有的產品是擦的保養品，也能達到同樣的除皺效果嗎？

A 現今科學界對輔酵素Q10的了解，此成分具有抗氧化的效果，對於皮膚而言具有對抗環境紫外線或自由基的傷害，因此有除皺抗老化的功用。

由於目前輔酵素Q10這個成分，在國內仍無法進口以食品方式販售，所以坊間應該無法購買到這類產品，除非是託友人自國外帶來，但是這樣得特別注意產品的來源及安全性，最好不要使用來路不明的產品。

至於輔酵素Q10臉部保養品的效果，一個德國的研究小組最近做了一個為期6個月的研究，用含輔酵素Q10的乳霜，來評估其治療臉部細紋的效果。結果顯示，塗抹含輔酵素Q10乳霜的人比起對照組，平均減少了23％的細紋，研究人員對於這樣的結果並不意外，原因是，他們知道輔酵素Q10是脂溶性的，因此可以進入細胞漿膜這個許多自由基進行破壞的地點。此外，輔酵素Q10較細胞膜的其他分子對自由基更有吸引力，而且它是無毒無害的分子。

（板橋亞東醫院皮膚科主任張英睿醫師解答）

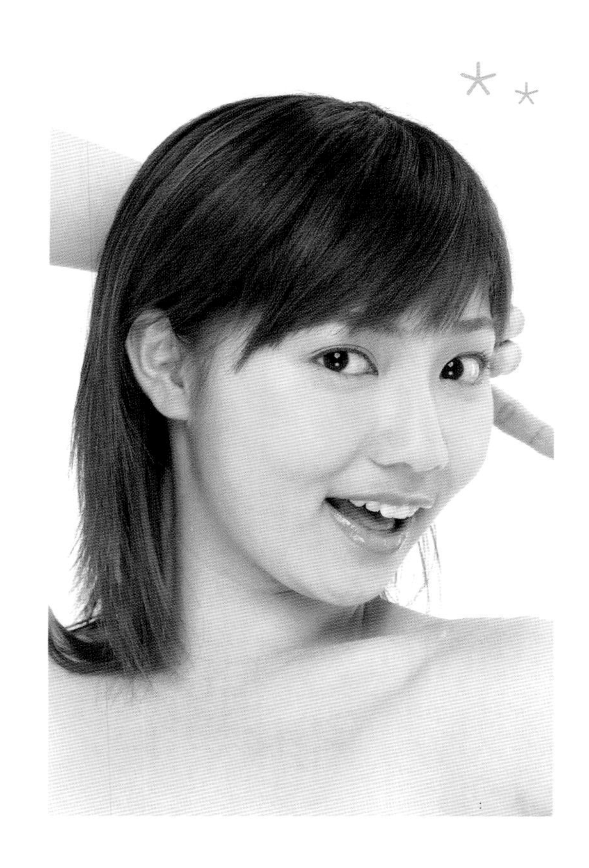

Placenta extract

14* 胎盤素

- 為健康動物體的胎盤萃取物
- 自古以來為愛美人士「抗老回春」的秘方
- 美白、除皺、抗衰老作用
- 調整女性荷爾蒙

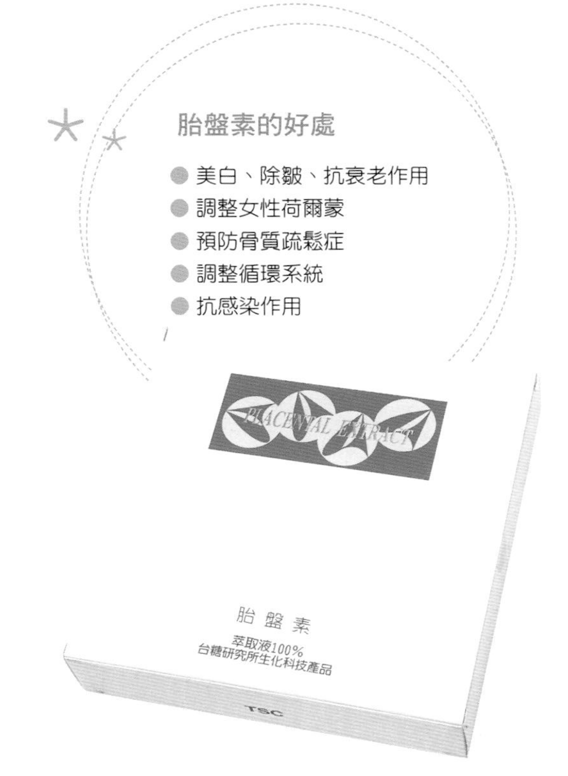

胎盤素的好處

- 美白、除皺、抗衰老作用
- 調整女性荷爾蒙
- 預防骨質疏鬆症
- 調整循環系統
- 抗感染作用

什麼是胎盤素（Placenta extract）？

如果現在科學家已經研發出一種「長生不死藥」，和一種「青春不老丹」，你會選哪一樣？我想多數現代人的選擇，恐怕都是後者，時至今日，拜科學進步之賜，長生不死已經不再是大家追求的目標，在活著時能夠永遠青春美麗，恐怕才是多數人共同的渴望。大家都想尋找青春不老的靈藥，自古以來，胎盤素(Placenta extract)就是其中之一。

胎盤素在中藥稱為「紫河車」，或稱「胞衣」、「胎衣」，中國老祖宗使用胎盤的經驗，已有千年以上的時間，但即使在現代，胎盤素的功用仍被大為推崇。過去，紫河車是在胎兒出生之後，將剝落的胎盤洗淨，去除微血管和水分等，曬乾後進行研磨，作為藥用，由於其具有多種更年期婦女缺乏的激素，所以是活化細胞的營養劑，特別針對更年期婦女或是婦女調養身體之用。

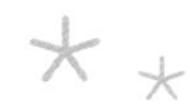

幫助老化肌膚再度活躍

在現代，自各種動物身上萃取的胎盤素，不僅視為女性養顏美容的聖品，同時也被拿來當做停經後防止老化的健康食品。研究顯示，長期使用胎盤素確實能夠讓女性肌膚美白、細胞新生、提高肌膚免疫力。正因為如此，許多致力追求抗老、回春效果的愛美人士，對於胎盤素的效果更是深信不疑，即使在國內施打胎盤素還不合法，但仍有相當多人甘冒風險，參加所謂「回春團」，出國到瑞士、日本等地打胎盤針。

胎盤素所含的成分，包括各種健康皮膚不可缺少的必需胺基酸、活性蛋白質、脂質、多醣類、礦物質及維他命等生長因子及抗老化因子，其中蛋白質和多醣體具有良好的保溼功效，能夠減少肌膚細紋的產生；而荷爾蒙和紅血球生成素，則有促進肌膚細胞新生的效果，可幫助已經老化的皮膚細胞再度活躍，並提供組織修補所需的養分，藉以達到延緩肌膚老化的目的。

有道德性、安全性的爭議

不過，因為胎盤素必須以動物（人和動物）母體的胎盤為製作來源，因此往往有安全性的考量，例如有可能因此而感染帶有肝炎、愛滋病、狂牛症等，另外也有道德性的爭議，例如貧窮的母親以墮胎的方式出售胎盤來換取金錢等。所以在美麗與道德的天秤、安全與有效的考量，要選哪一邊，恐怕就憑乎消費者的一念之間了。

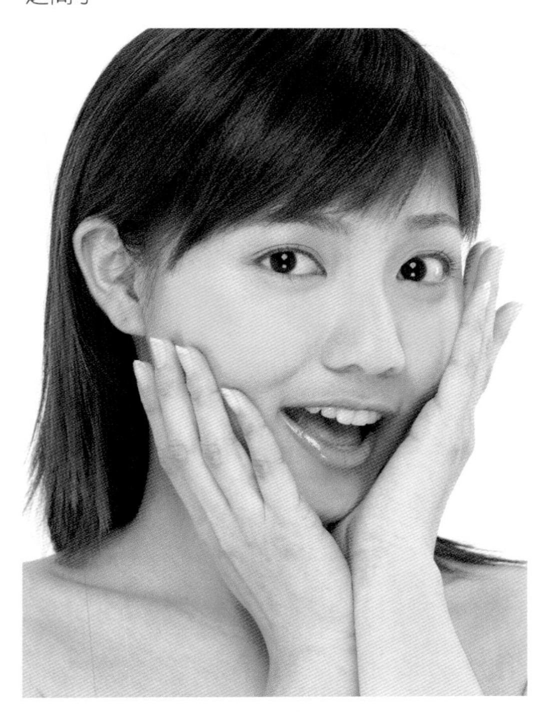

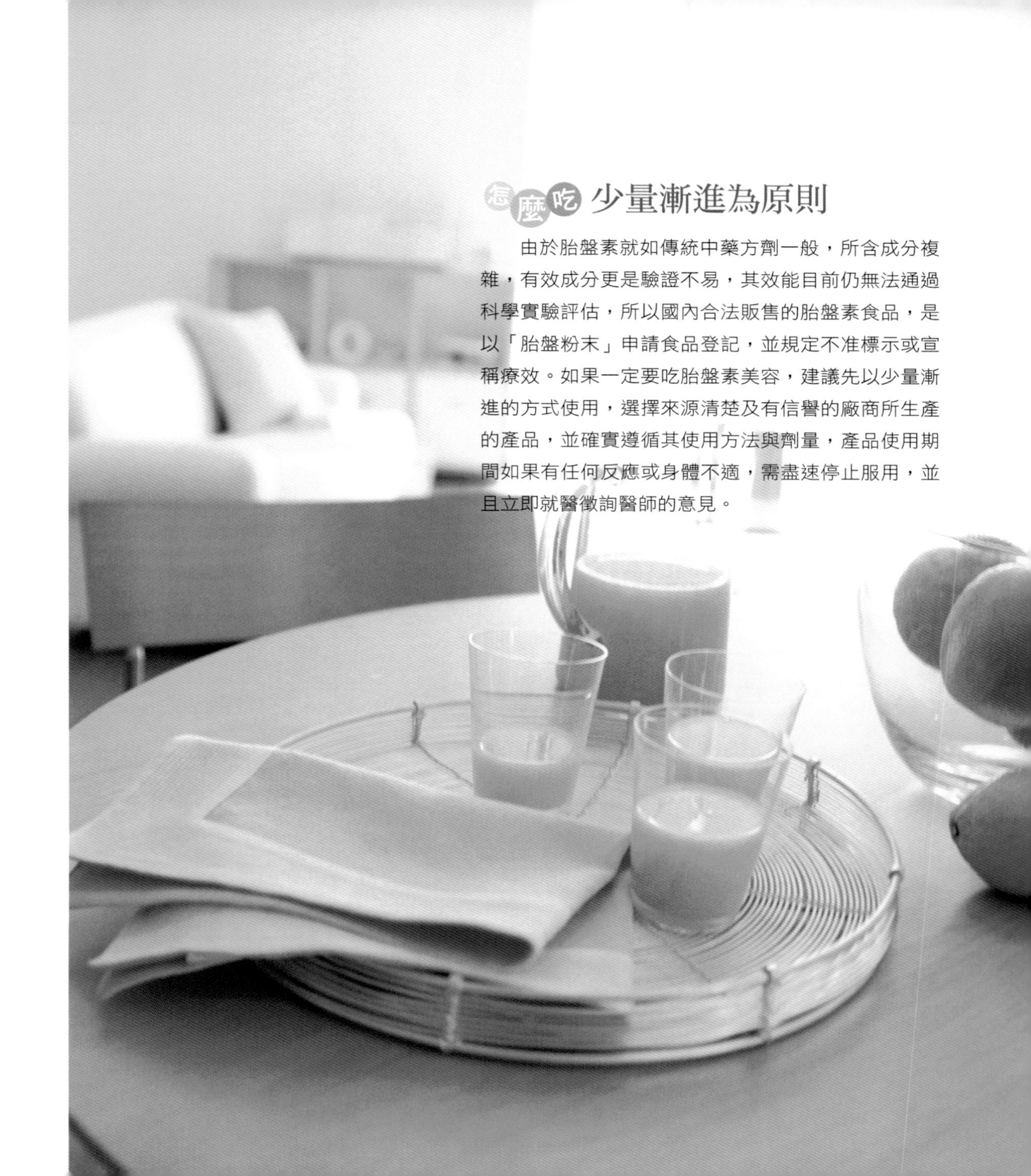

怎麼吃 少量漸進為原則

由於胎盤素就如傳統中藥方劑一般，所含成分複雜，有效成分更是驗證不易，其效能目前仍無法通過科學實驗評估，所以國內合法販售的胎盤素食品，是以「胎盤粉末」申請食品登記，並規定不准標示或宣稱療效。如果一定要吃胎盤素美容，建議先以少量漸進的方式使用，選擇來源清楚及有信譽的廠商所生產的產品，並確實遵循其使用方法與劑量，產品使用期間如果有任何反應或身體不適，需盡速停止服用，並且立即就醫徵詢醫師的意見。

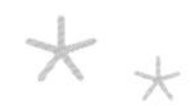

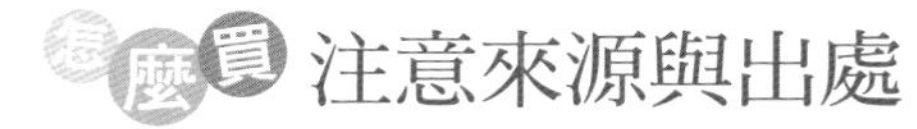

怎麼買 注意來源與出處

胎盤素的使用方式主要為注射、植入、口服及外用保養品4大類。目前醫界普遍對注射胎盤素的效果及副作用，仍然存疑，而且在國內注射胎盤素仍屬違法，因此市面上含胎盤素成分的產品，以外用的美容保養品及內服的補充食品為主，購買時務必要注意以下原則：

- 注意出處與製造地：目前胎盤素的主要來源是日本、美國與台灣，在狂牛症疫區的歐盟國家，是絕對不能出產胎盤素。
- 注意來源：胎盤素不只強調其功效，更會強調其來源，例如強調胎盤素是取自食用有機飼料的動物，並且未施打任何抗生素或是化學養分等。
- 不論是山羊、豬、或是鯊魚中取得的胎盤素，效果的差異見仁見智。
- 胎盤素是動物才有，不會有所謂植物性的胎盤素。
- 購買地點：請到正派經營、有信譽的販售地點選購，如知名的連鎖超市、百貨公司、或全民健保特約藥局。
- 注意產品中文標示是否完整：品名、內容物成分、重量或容量、製造日期、保存期限或有效日期、製造商及代理商的名稱、地址、電話、用法用量、建議使用對象、禁忌注意事項。

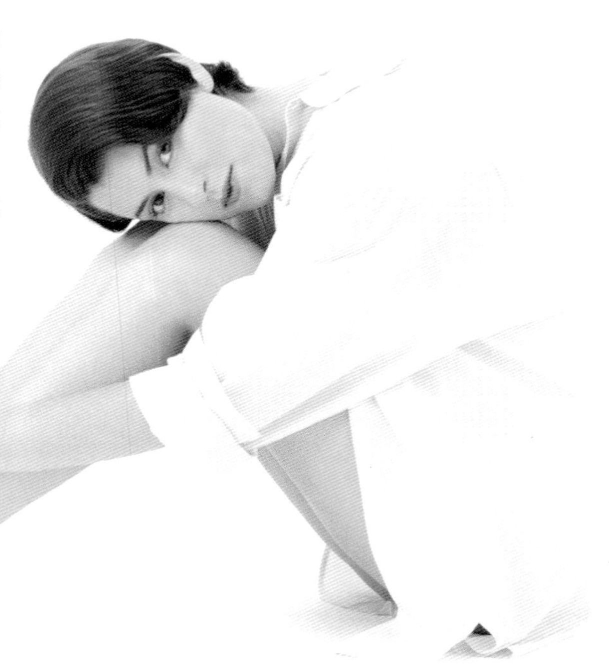

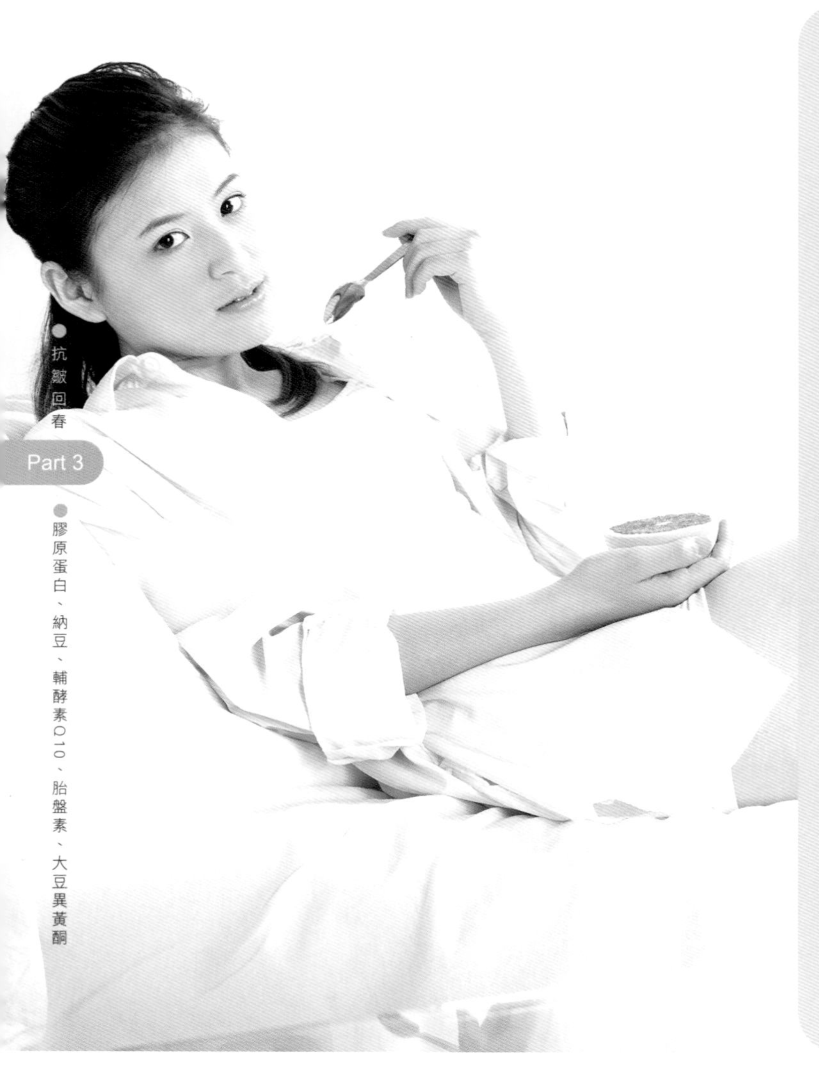

孕婦最好不要吃胎盤素

懷孕期間能否使用胎盤素，我想這是很多愛美的孕婦的共同疑問，或許你會看到一些產品的說明書上，寫著孕婦是可以吃胎盤素的，但是就安全性的考量，專家多會建議孕婦，最好不要服用，因為懷孕期間的女性荷爾蒙分泌，本來就會很旺盛，這樣的補充似乎沒必要。而且荷爾蒙在人體內本來就會維持一個恆定，若是長期的由體外補充，體內因感受到荷爾蒙已經足夠，自然就會有減少分泌的效應產生。再加上懷孕期間胎兒在母體內的健康狀況，額外補充一些不明的保養品，對胎兒都會有安全性的疑慮。

胎盤素因為含有豐富的荷爾蒙，所以很多人把它當作「抗老仙丹」。不過，因為胎盤素裡面含有豐富的荷爾蒙與油脂，也是需要經過肝臟的代謝，長期服用對肝臟多少會造成負擔，而近年來的醫學研究紛紛指向高油脂食物與荷爾蒙的不當使用，是造成乳癌發生率提高的原因，所以對此也不得不慎。

Q&A

Q 經常聽說有人打胎盤針美容，但是聽說在國內是不合法的，也聽說有些人組團到日本去施打，究竟打胎盤針安不安全？真的會有副作用發生嗎？還是說剛打時沒有副作用，但年紀大了就會出現？那另外用口服的胎盤素會比較安全、有效嗎？

A 胎盤素的主要成分包括蛋白質、荷爾蒙、卵磷脂等。研究顯示，長期使用胎盤素的確能夠讓肌膚更有光澤、膚質更細緻白皙、看起來更年輕。但是，由於胎盤素必須以動物母體的胎盤為製作來源，不但有安全性的問題，使用注射來路不明的胎盤素，可能因此而感染帶有肝炎、愛滋病、狂牛症，也有道德性的爭議。

不過，就各國專家已經認可的研發成果來看，胎盤素的美容保養功效確實不容忽視，尤其是中老年婦女的成效更是顯著。有心想要使用胎盤素美容的人，選購時一定要選擇信譽良好的廠商及產品，並且以少量漸進的方式使用。

至於胎盤素究竟內服、還是外用有效？這應該視個人的肌膚狀況及體質而定。不過不管是內服或外用哪一種美容產品，均衡飲食、正常作息、適度運動、充足睡眠，才是美麗的基本原則，如果能夠加上適當的基礎保養及防曬工作，對個人的膚質改善，才會有最大的幫助。

（板橋亞東醫院皮膚科主任張英睿醫師解答）

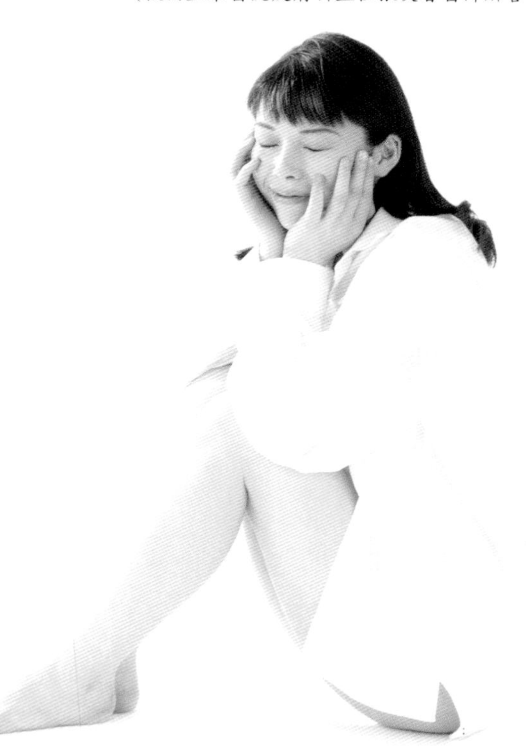

Isoflavone

15* 大豆異黃酮

- 又稱為「植物雌激素」
- 調節女性荷爾蒙
- 增加皮膚光澤，減少皺紋
- 幫助女性更年期症狀的緩解
- 預防骨質疏鬆症

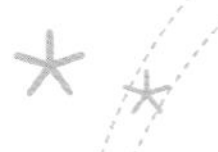

大豆異黃酮的好處

- 調節女性荷爾蒙
- 增加皮膚光澤，減少皺紋
- 減緩骨質疏鬆
- 避免更年期熱潮紅、心情煩躁
- 減緩更年期記憶力衰退
- 防止自由基對身體傷害、抗癌作用
- 減少女性發生心血管疾病的機率

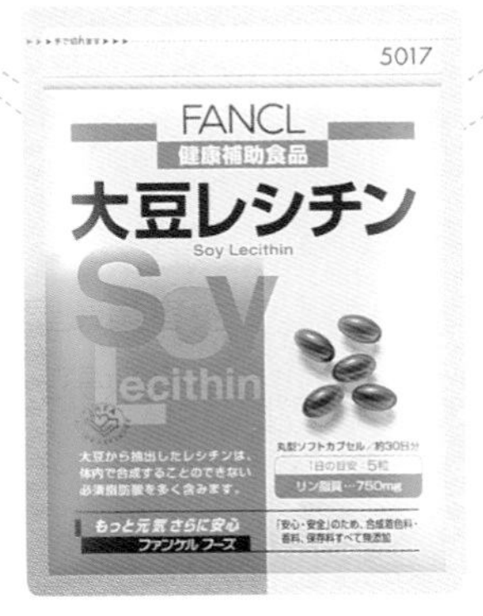

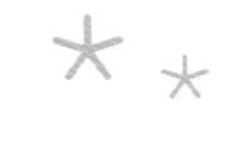

什麼是大豆異黃酮（Isoflavone）？

以往大豆異黃酮多被歸為建議更年期女性攝取的營養補充品，不過隨著這股美容「食」尚的潮流，現在大豆異黃酮也被拿來訴求其對增加皮膚光澤、減少皺紋的美容效果。根據一家食品業者以大豆異黃酮搭配茄紅素及維他命C的配方所做的實驗，受試女性在服用這個配方一段時間後，皺紋消失的效果達33%，所以現在大豆異黃酮也儼然成為「食」在美麗的最in元素。

異黃酮廣泛存在植物界，但以大豆含量最豐富，尤其是豆子小小的胚軸處。每100公克的大豆，約含有200至400毫克的異黃酮。大豆異黃酮與人類女性賀爾蒙——雌激素的結構十分相近，可以被身體當作真正的荷爾蒙利用，但只有1/100至1/1000的效力，「植物雌激素」之稱由此而來。

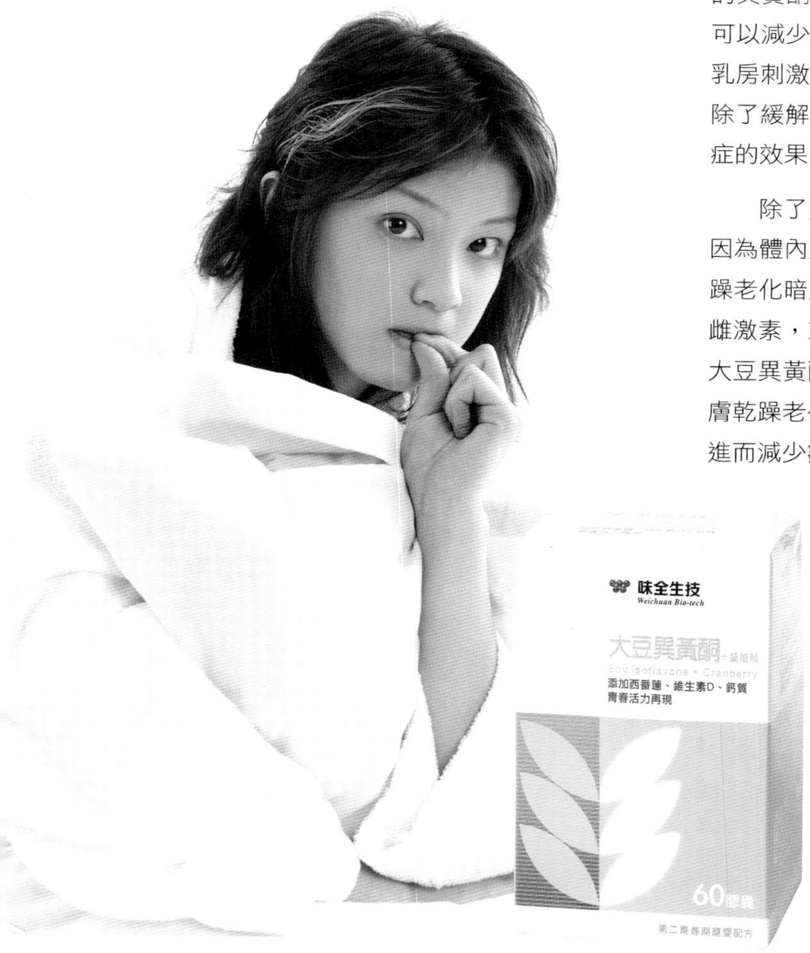

改善肌膚乾躁老化

根據醫學界最新的研究指出，大豆中富含的異黃酮素不僅可以減輕更年期症狀，甚至還可以減少乳癌的復發，且由於大豆異黃酮素對乳房刺激較小，可以作用於骨骼、心臟，因此除了緩解更年期症狀外，也具有預防骨質疏鬆症的效果。

除了更年期症狀，女性在步入中年以後，因為體內雌激素的減少，也會造成皮膚變得乾躁老化暗沉無光澤，因此專家建議多補充植物雌激素，來改善肌膚老化。由黃豆所萃取出的大豆異黃酮就是很好的選擇之一，可以改善肌膚乾躁老化的現象，增加皮膚的光澤與彈性，進而減少皺紋的產生。而除了資深美女們，一些長期與身上贅肉、肥油抗戰的年輕美眉，經常對油脂類的食物敬而遠之，但長期下來，因為體內缺乏足夠的油脂，皮膚就會顯得粗糙而沒有光澤，也讓皮膚提早出現嚴重的老化現象，這時如果你已經有這種狀況，建議你得開始補充大豆異黃酮，適時調節體內荷爾蒙。

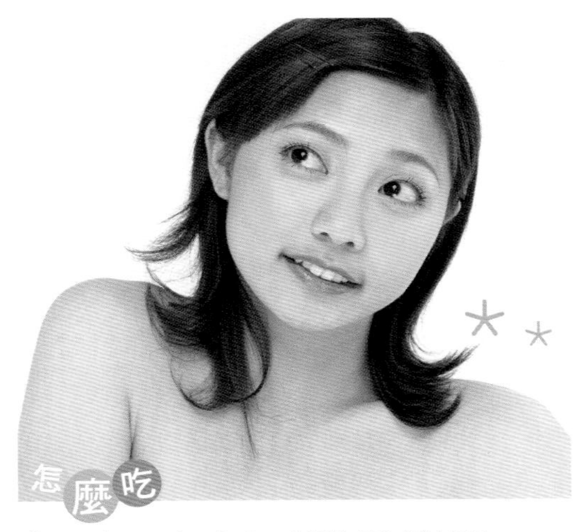

怎麼吃 每天1至2杯豆漿最簡單

食用大豆及大豆製品，是攝取大豆異黃酮最好的方式，因為大豆中不同成分的共同作用，才是達到保健功效的重要因素。每天飲用1至2杯豆漿或多攝取豆腐等大豆製品，是最簡單方便的方法。在大豆食物攝取不足的狀況下，可以額外補充大豆異黃酮的食品。

大豆製品成分中，每公克蛋白質約含有2毫克異黃酮素的有效成分。建議攝取量為每天40至50毫克，45歲以上女性，則建議每天攝取50毫克的異黃酮素。痛風或尿酸過高者，除了在急性期應避免攝取過多的大豆外，對豆腐、豆漿等大豆製品並不需刻意避免，因為這些食物的普林含量其實很低。

美麗小秘方

健康大豆餐，每天輕鬆做：

早餐	豆漿 1杯（240公克）	異黃酮23 毫克
午餐	豆腐 80公克	異黃酮19 毫克
晚餐	豆乾 25公克	異黃酮 7 毫克
		異黃酮共 49 毫克

大豆食品的異黃酮含量，（毫克/100公克）

焙炒大豆粉	199.0	味噌	42.6
大豆素肉	148.6	豆乾	29.5
大豆分離蛋白	97.4	豆腐	23.6
納豆	58.9	豆漿	9.7
大豆(熟)	54.7	醬油	1.6
油豆腐	48.4	大豆油	0
大豆纖維	44.4		

資料來源: USDA-Iowa State University Database on the Isoflavone, Release. 1.3 - 2002
(統一藥品提供)

怎麼買 留意純度與劑量

目前市面上的大豆異黃酮產品，有粉末、膠囊與錠劑的形式，由於它是一種安全性很高的食品，購買時劑型並不重要，可以多留意產品的純度及劑量，看看標示是否清楚明白。

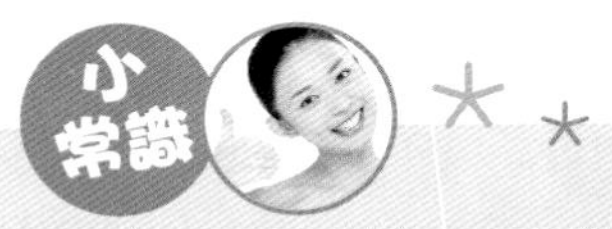

什麼是「活性大豆異黃酮」？

市面的大豆異黃酮補充品相當多，你或許會發現有些產品以標榜「活性大豆異黃酮」為訴求，到底這跟一般產品有何不同？其實，大豆異黃酮依照化學結構的不同，大致可分為兩種類型，第一種是連結著大分子醣類物質的「含醣基大豆異黃酮」，另一種則是不含醣的「去醣基大豆異黃酮」，這就是所謂的「活性大豆異黃酮」。

二者的作用不同之處在於，「活性大豆異黃酮」產品在製造過程中已先將醣類物質去除，在人體吸收過程中不會再經過分解這道手續，就可立即代謝成具有功效的成分，轉化為身體之重要營養素與女性雌激素來源，其人體吸收率甚至可達到60%以上。一般的大豆異黃酮是大分子的含醣基異黃酮，不能通過小腸壁吸收，必須經過結腸中細菌分泌酵素進行水解，才能被人體吸收，吸收率只有5％。

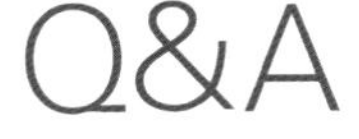

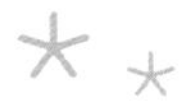

Q 聽說大豆異黃酮是女性更年期很好的補充品，又有抗老、除皺的作用，如果是這樣，那我現在大約30 多歲，還不到更年期的年紀，但我還是很擔心又有皺紋跑出來，可以吃大豆異黃酮保養嗎？

A 大豆異黃酮又稱植物雌激素，一般用於補充女性荷爾蒙，有助於婦女更年期症狀改善、預防骨質疏鬆、預防乳癌發生、預防心血管疾病及抗氧化為主要訴求，這也是俗稱抗老的作用，或在配方上選擇含有蜂王乳的成分，其中含有各種胺基酸成分，對美顏也有相當的效果；至於除皺的作用，建議配方加上膠原蛋白，使用一段時間後，就會發現細紋會減少很多。

雖然你現在還不到更年期的年紀，但是建議還是可以及早補充大豆異黃酮，除了美容的作用外，也有助於緩解經期的不適症狀，以及預防骨質疏鬆。現在衛生署在劑量上也有限制，大約在50毫克左右，建議消費者在選購時，注意劑量，因為多食無益哦！

（康是美藥妝店藥師林秋碧解答）

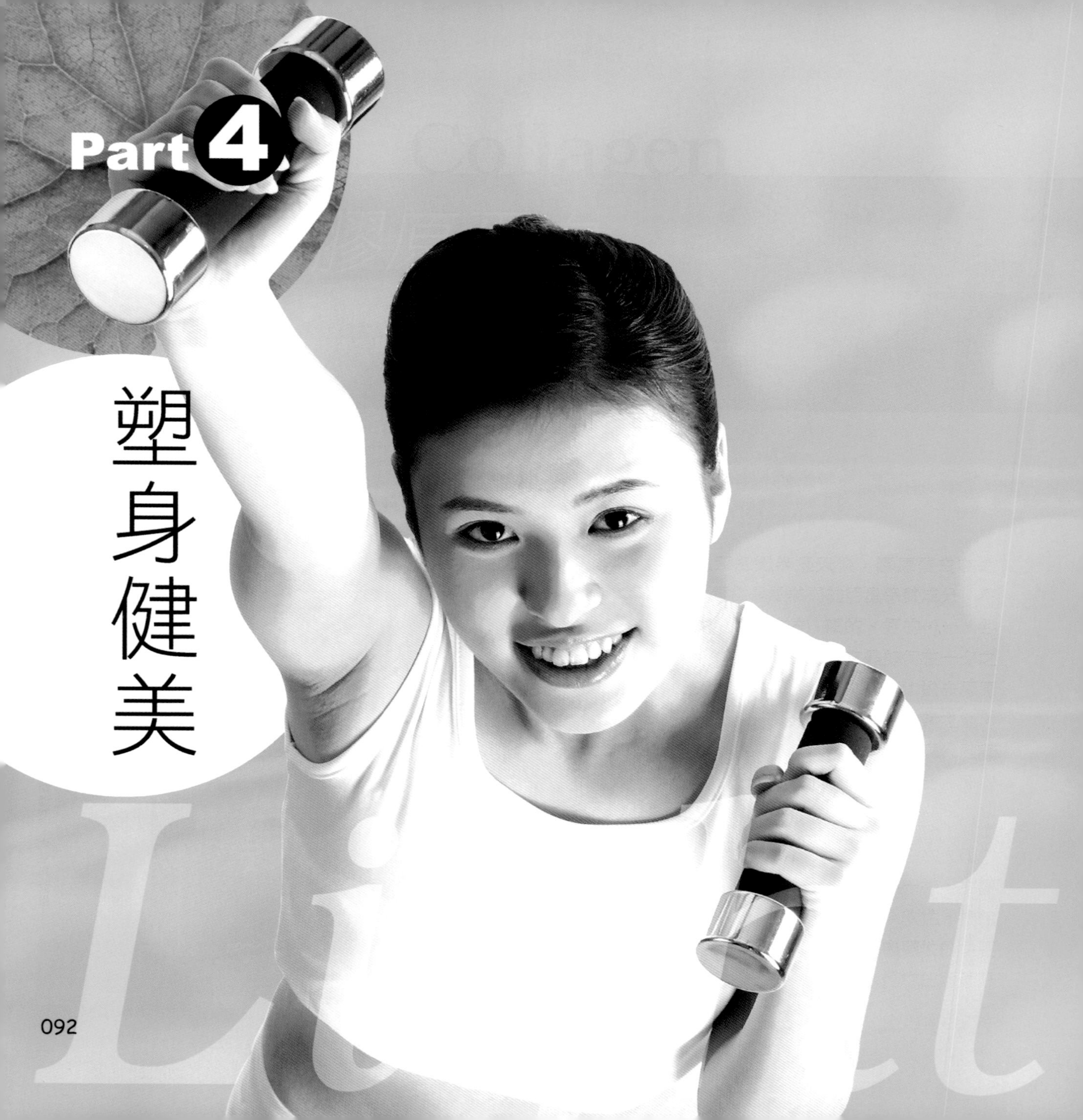

Part 4 塑身健美

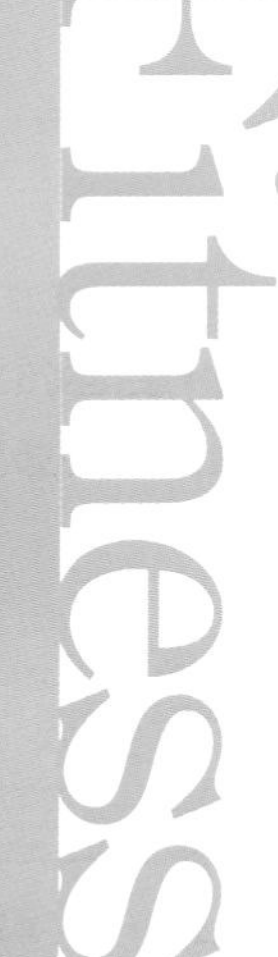

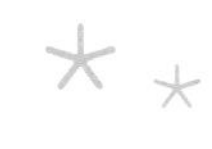

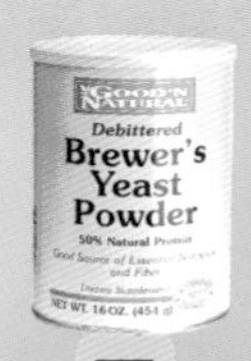

【啤酒酵母】燃燒熱量、改善便秘

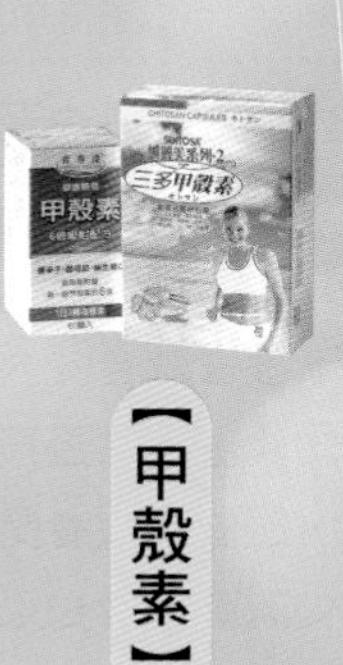

【甲殼素】吸脂減重、降膽固醇

【唐辛子】提高代謝、輔助減肥

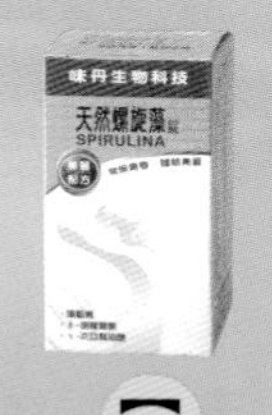

【藍藻】提升免疫力、減少復胖

【胺基酸】減少脂肪囤積、控制食慾

日本流行天后濱崎步嗑貓食減肥？紅酒加起士、綠茶加魚油減肥？吃肉減肥法、彩虹減肥法？3日減肥餐、泡麵配汽水減肥……？面對市面上五花八門的減肥招數，是不是也令你一個頭兩個大？坊間減肥廣告花招百出，但是如何減的健康而不傷身，卻是一門大學問。

做個窈窕元氣美人

美白、抗老是減肥之外，所有愛美女生的「全民運動」，而減肥風潮所帶來的另一個風險卻是，如何健康減重而不傷身，也成為多數減肥者共同遭遇的難題。

要減肥也要健康

目前國內衛生署核准的減肥藥品，只有諾美婷和羅氏鮮兩種，這兩種藥物也都需要經過醫師處方才能服用，但是很多寄望可以快速減肥的人，根本顧不得、或是根本不知道這種藥物可能帶來的副作用，隨便就在藥局、藥房或一些走私管道購買服用；也有的人擔心吃藥對身體不好，不敢嘗試這種減肥藥，卻輕易相信電視廣告裡3天減5公斤的所謂「真人實證」，其實這些都是危險又不健康的減肥方法。

想要健康減重，或是塑身健美，萬變不離其宗，要謹記一個原則，就是天下沒有白吃的午餐，所以也就沒有不付出就瘦下來，或動都不動卻身材健美的道理。我想人人都知道，要減重的原則很簡單，就是少吃、多運動，但是多數人卻仍冀望可以正常吃喝又動也不想動，就想擁有窈窕迷人的身材，若真是如此，那走在路上也就沒有什麼大胖子了。

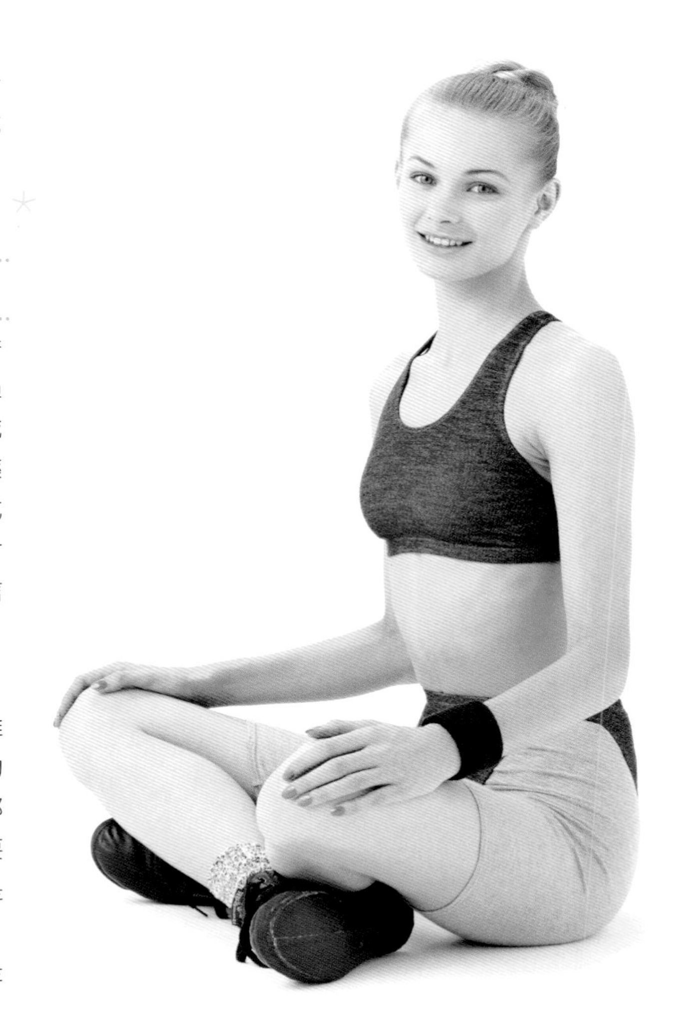

合法減肥藥品比一比：

藥品名稱	羅氏鮮	諾美婷
英文名稱	Xenical	Reductil
藥劑形式	淺藍色膠囊	藍色加乳白色的膠囊
服用方式	隨餐服用，開始進食時或餐後1個小時內服用	每天吃1顆，任何時間皆可
作用方式	抑制腸道分解脂肪酵素的作用，減少油脂的吸收	增加飽足感，提高新陳代謝率
適用對象	愛吃油炸類食物者	新陳代謝較慢者
注意事項	長期服用需由醫師指示，加強補充維他命A、D、E、K	甲狀腺機能亢進、肝腎功能障礙、冠狀動脈疾病患者避免服用
副作用	排油便、腹痛、放屁次數增加	口乾、便秘、失眠、焦慮

備註 不建議持續使用諾美婷超過3個月，長期恐有憂鬱、便秘之虞

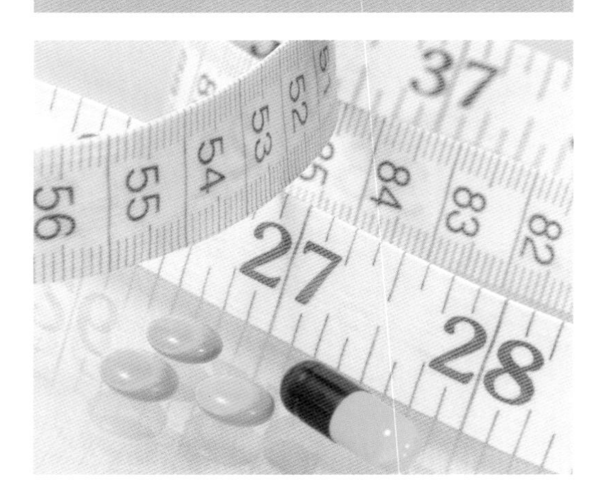

三管齊下 恢復苗條身段

想藉助減肥產品而達到效果，基本上需要「三管齊下」，一個是身體的淨化，也就是所謂的體內環保；其次是燃燒脂肪，包括燃燒體脂肪及促進新陳代謝；最後則是營養的補充，因為減肥帶動熱量的燃燒，這時就需要更多維他命來補充身體所需的養分，才能達到相輔相成的效果。

你或許會懷疑，我都需要減肥了，一定就是營養過剩，怎麼還需要補充營養？其實這是一個普遍存在的錯誤迷思，事實上，現代人普遍的問題都是熱量過剩卻營養不足，因為營養並不等於熱量，很多人由於擔心攝取過多的熱量，所以減肥時的飲食量變少，結果卻造成營養不良。而缺乏維生素B2、B6、B12及鋅、鐵等微量元素，會影響體內脂肪的消耗，使脂肪在體內囤積，所以營養攝取一定要充足。

減肥成分適用對象比一比

成分名稱	適用對象
甲殼素	經常吃高油脂食物者
啤酒酵母	腸胃蠕動較差、便秘、容易疲勞、體力不好者
唐辛子（辣椒素）	新陳代謝差、容易便秘、又耐吃辣者
藍藻（螺旋藻）	新陳代謝較差，下半身肥胖者
胺基酸	急速減重者補充水分及蛋白質、容易疲勞者

對症下藥，瘦得美麗

以目前流行的減肥成分來說，甲殼素適合經常吃高油脂食物的人；啤酒酵母因含維他命B群及高優質蛋白質，適合腸胃蠕動較差、容易便秘、容易疲勞、體力不好的人；唐辛子（辣椒素）就特別適合新陳代謝差、有便秘、又耐吃辣的人；藍藻（螺旋藻）對新陳代謝較差，尤其是下半身肥胖的人最有效；胺基酸減肥法則對正在急速減重的人，補充水分及蛋白質最有效，避免瘦下來了卻瘦錯不該瘦的地方。瞭解自己肥胖的原因，對症下方，才能真正減了肥肉又瘦得健康。

窈窕元氣美人的Do與Don't

Do/力行

1. 想維持身材苗條的人，飲食種類簡單是基本法則，飲食原則為少油、少鹽、少糖、高纖、低熱量。
2. 每天運動30分鐘，每週至少3次，心跳速率大約維持在130至140下之間。
3. 改變生活形態，規律的飲食、睡眠，養成多動的習慣，少吃零食、減少外食及應酬的機會。
4. 找對適合你的專業減肥顧問。
   飲食營養減肥→營養師
   健康食品減肥→藥師或營養師
   中醫藥減肥→中醫師
   藥物減肥→新陳代謝專科醫師
5. 多吃瘦身食物：
   木瓜：可去水腫，治腳氣病。
   竹筆：低脂、低糖，多吃可防便秘。
   陳皮：可助消化，減少腹部脂肪屯積。
   凍豆腐：能吸收腸胃組織脂肪。
   薏仁：可美白、去毒火，也有利於消水腫。
   檸檬：富含維他命C，去油解膩。
   鳳梨：具有蛋白質分解酵素，是大餐後最好的消化水果。

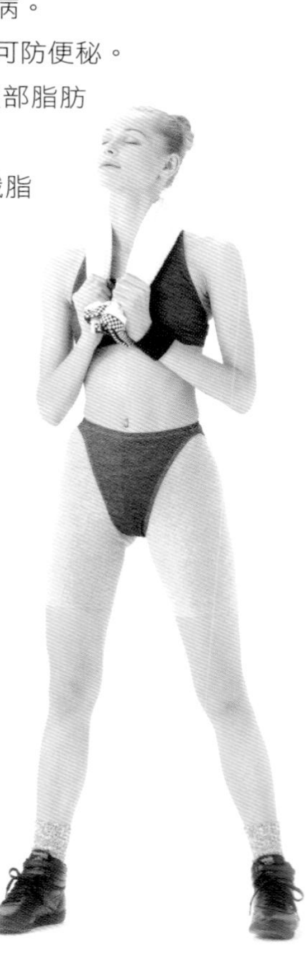

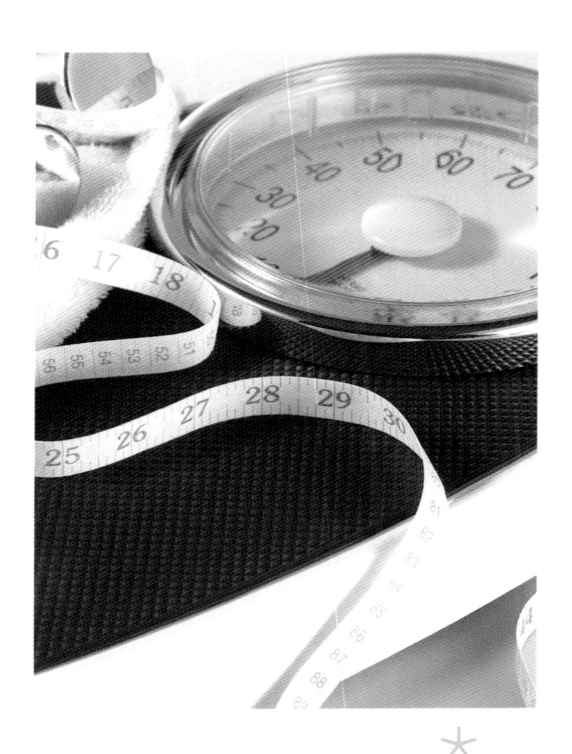

肥胖元兇排行榜

原因	比例
缺乏運動	86%
飲食習慣不佳	84%
食品廠商以兒童為行銷對象	65%
看電視時間過長	59%
家族因素	50%
健康食品花費較高	46%
食物分量太多	44%
缺乏對良好飲食習慣的概念	44%
缺乏對食品成分的概念	38%

（資料來源：美國ABC新聞網站）

Don't /禁忌

1. 別碰高脂食物：脂肪熱量佔該食物總熱量50% 以上的食物最好別碰。

   肉類：牛腩、香腸、雞心、豬大腸、五花肉、牛小排。

   油脂：沙拉油、葵花油、植物性奶油。

   中式餐點：油條、小籠包、蚵仔煎、蛋黃酥、鳳梨酥。

   西式餐點：炸雞、薯條、漢堡、蘋果派、蛋捲、洋芋片。

   調味沾醬：肉燥、沙茶醬、雞湯塊、大蒜麵包醬。

   五穀根莖類：泡麵、米果、奶酥麵包、波羅麵包。
2. 忌暴飲暴食，忌吃宵夜、零食。
3. 嚴禁好吃，懶動。
4. 勿輕信坊間快速減肥廣告及名人代言。
5. 勿嘗試偏方及服用來路不明的減肥藥。

最難克服的減肥難關

難關	比例
缺乏意志力	40%
沒時間	20%
懶得做運動	14%
計算卡路里太麻煩	11%
購買健康食品的預算不足	8%
不知道該如何減肥	4%

（資料來源：美國ABC新聞網站）

Brewers yeast

16* 啤酒酵母

- 啤酒酵母又稱為「素食者的雞精」、「天然維他命」
- 就是小時候吃的原味健素糖
- 可促進新陳代謝，使熱量燃燒更順暢
- 維持腸內有益細菌平衡，改善便秘
- 含豐富維他命B群、胺基酸、多種維他命，開胃、助消化的營養補充品

啤酒酵母的好處

- 促進新陳代謝，使熱量燃燒更順暢
- 維持腸內有益細菌平衡，改善便秘
- 幫助細胞再生，避免衰老
- 預防心血管疾病
- 降低血膽固醇

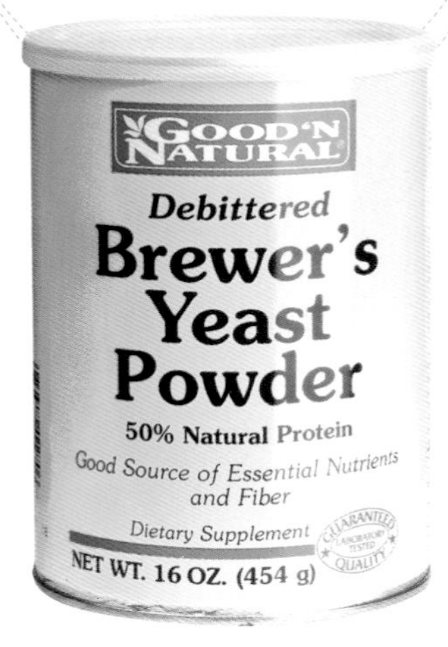

什麼是啤酒酵母（Brewers yeast）？

日本的減肥風吹到台灣，其中可兼顧營養與飽足感的啤酒酵母，正是主角之一。啤酒酵母顧名思義，一定是跟啤酒有關囉，不過如果你以為它和啤酒一樣含有酒精成分，那可就錯了！啤酒酵母不但不含酒精，而且現在還是超熱門的營養保健食品，對於想塑身健美的人來說，它可是很營養的天然維他命。

啤酒酵母是啤酒在釀造發酵過程中，所產生的副產品，釀啤酒時，首先會淬取製酒原料小麥汁，之後再加入酵母菌及啤酒花等添加物，進行低溫發酵，發酵之後，酵母菌便功成身退，成為死菌，沈澱於啤酒桶槽中。不過，這時候的酵母菌早已吸收了麥汁精華養分，將其撈起經過洗淨、消毒、乾燥等再製造過程，就成了啤酒酵母。

可加速脂肪的代謝，提高熱量燃燒

啤酒酵母含有豐富的營養價值，包括蛋白質、維他命Ｂ群、天然纖維質，還有多種必需胺基酸，以及鋅、硒、鉻等10多種礦物質，可說是集營養之大成，因此也有人稱啤酒酵母為「素食者的雞精」，或是「天然維他命」。

至於吃啤酒酵母瘦身的道理何在？因為啤酒酵母擁有高含量的維他命B群及有機鉻元素，其中維他命B群的攝取，可以加速體內碳水化合物以及脂肪的代謝，提高體內熱量的燃燒；而當中鉻的作用，則在於控制血液中血糖含量，暫時維持穩定值。簡單來說，啤酒酵母是減肥者很好的營養補充品。

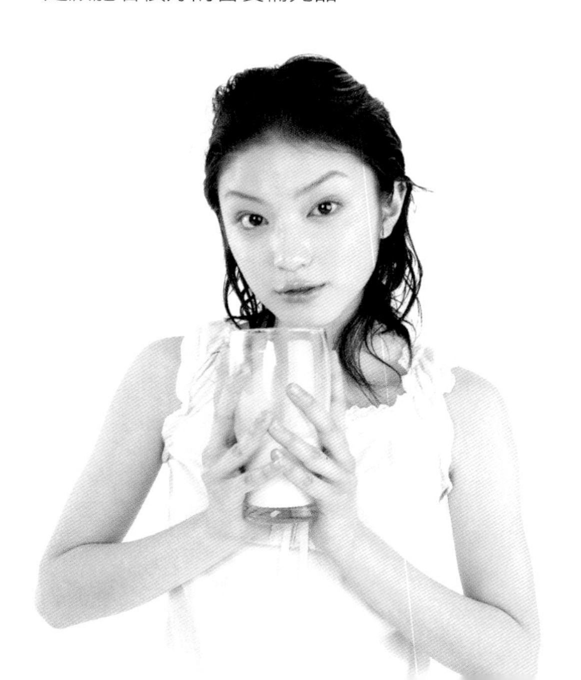

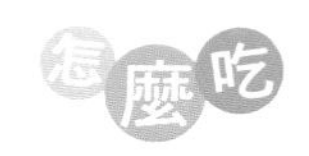

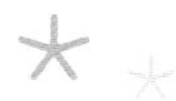

將啤酒酵母粉融入飲料中

啤酒酵母的食用量成人一天約15至30公克，目前市面上的產品多為啤酒酵母粉末，因為如果做成膠囊的形式，要服用到一天的量，以1顆500毫克的膠囊來算，1次就得吞進30至60顆，在服用上比較不方便，所以直接攝取啤酒酵母粉算是最方便的方式。

但是因為啤酒酵母粉有一種很濃的氣味，不是每個人都能接受，加上如果直接吞進啤酒酵母粉，也會感覺有點粘牙，因此營養師建議最簡單方便的食用方式，就是把啤酒酵母粉加入優格、沙拉、牛奶、果汁、豆漿、稀飯、麥片等一起食用，比較容易食用，也更有效。

建議想減重的人，可以用啤酒酵母優格與一些蔬菜水果一起當做代餐，每天食用1 至2次，但是切記一天中至少仍要有一餐是營養均衡的正餐。

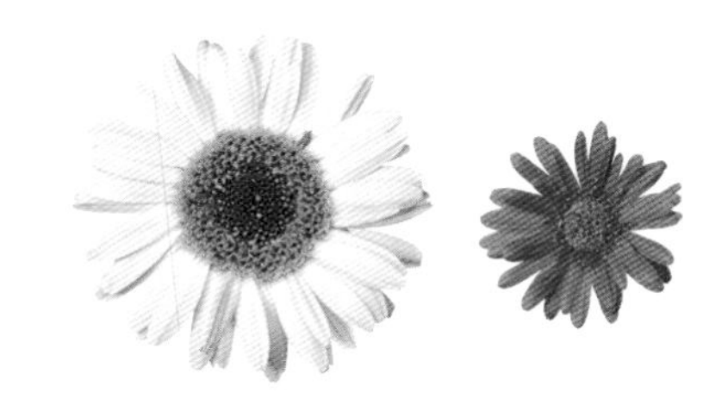

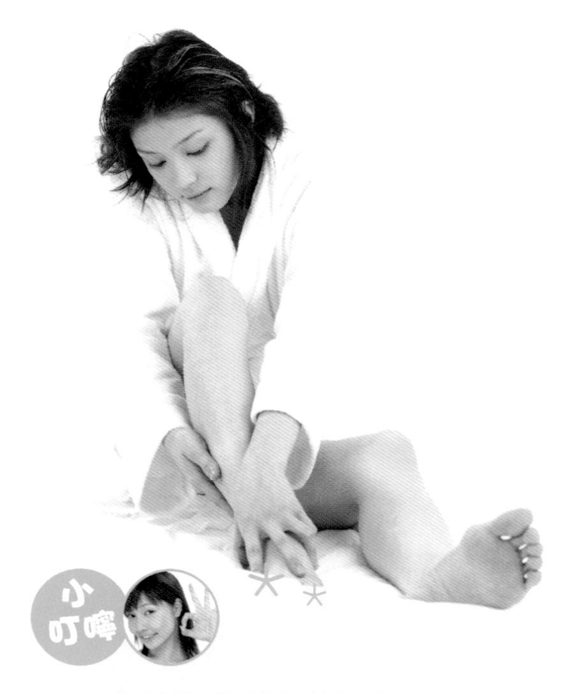

無法取代所有營養素

雖然啤酒酵母的營養很豐富，但還是無法取代每天所需的所有營養素，因此建議減肥者還是要攝取一些蔬菜水果，來補充維他命C及纖維。如果同時再補充天然維他命、礦物質含量豐富的螺旋藻或綠藻等，就能使營養更充足，且沒有熱量過高的憂慮。最後別忘了，除了飲食之外，配合運動還是很重要喔！

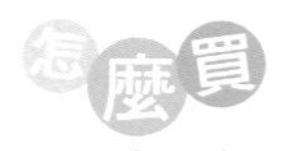

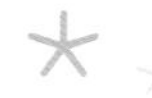

注意產品的保存期限

啤酒酵母是植物性高蛋白及天然維生素B群天然食品，在選購時，首先要注意商品的類型，有些是基本型的啤酒酵母產品，也就是原味或單一成分的產品，另外有些則是添加了其他成分的產品，像是添加了維他命B群的營養強化型產品，或是針對想減重者特別添加了纖維的產品。

其次，看清楚標示的內容一樣很重要，除了品名、成分、製造日期、保存期限、製造商或進口商的資料以及消費者服務專線等，選購標示清楚的產品相對也較有保障。最後，還要注意產品的保存期限，要注意最好不要購買距離有效期限不到半年的產品，不過這並不代表保存期限越長越好，有些保存期限可以高達5年、10年的產品，多是添加了很強的防腐劑，多吃反而對身體有害。

另外要注意產品開封後請即蓋好瓶蓋，並放置乾涼處，避免受潮。

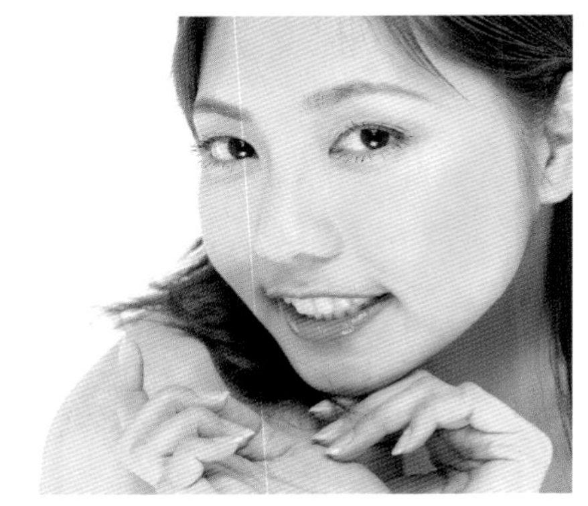

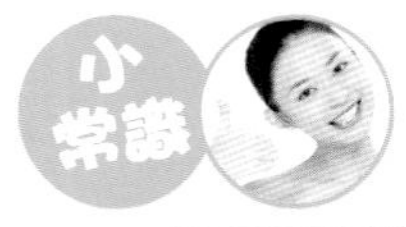

健素糖就是啤酒酵母

相信多數人小時候一定都吃過「健素糖」，其實這種原味的健素糖，也就是現在流行的啤酒酵母，所以啤酒酵母並不是現在才「發明」的產物呦。小時候吃的健素糖因為包裹了糖衣，吃起來甜甜的，並不會特別感覺它有什麼怪味，不過如果把糖衣咬碎，就會出現啤酒酵母的原味，有點苦苦的，有些小朋友不喜歡它的味道，不過健素糖所含的啤酒酵母劑量較低，經常被父母拿來作為犒賞小朋友的糖果，因為多吃了也不會對健康有害。

Q&A

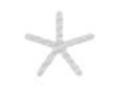

Q 雖然啤酒酵母是一種很好的營養食品，但是聽說它是一種發酵的東西，這樣對腸胃不好的人也適合吃嗎？因為我常有脹氣的毛病，還有輕微便秘，若使用啤酒酵母會不會使腸胃的脹氣更嚴重？

A 啤酒酵母中含有豐富的鉻及維他命B群，能促進新陳代謝。過去許多研究指出，糖尿病人每天補充 200mcg 的鉻，對於病情的控制可能有益，不過並非所有的研究都支持這種說法，甚至對於糖尿病人可能不但無效，也可能會有負面的效果，因此，目前科學上並未能夠完全地支持鉻對於糖尿病的的益處。至於啤酒酵母是否能減肥？因為目前並無正式的文獻報告，因此仍無法推薦使用。

一般而言，活菌在利用營養的過程中，會釋放出二氧化碳及有機酸，因此會造成胃腸脹氣的現象；但是啤酒酵母粉只有營養成分、本身不具活菌的特色，因此不會造成胃腸脹氣。

（台灣肥胖醫學會常務理事，中壢蕭敦仁肝膽腸胃科診所院長蕭敦仁醫師解答）

Chitosan

17* 甲殼素

- 是最被現代人青睞的吸脂減肥食品
- 每1公克甲殼素約可吸收12公克的脂肪
- 正確服用，每天可減少500大卡的熱量吸收
- 不具毒性，是安全、無副作用的減肥方式

甲殼素的好處

- 吸脂減重
- 降低血中三酸甘油酯、降膽固醇
- 保護肝臟、抑制腫瘤生成
- 預防心血管疾病
- 提升免疫系統
- 改善腸道機能，預防結腸疾病

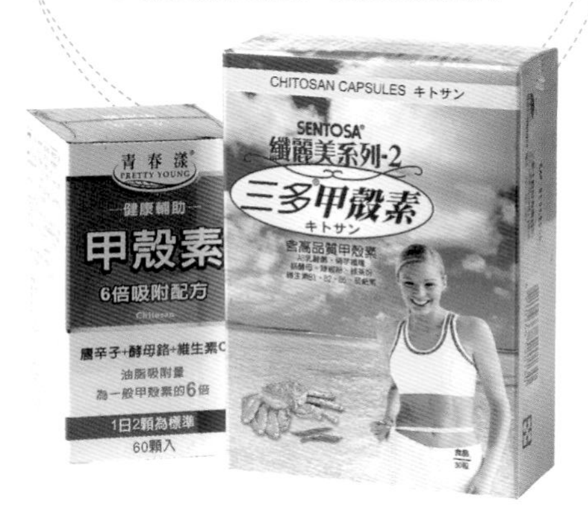

什麼是甲殼素（Chitosan）？

甲殼素也是近幾年相當熱門的減肥明星成分，究竟它又有什麼魅力，讓胖哥、胖妹們趨之若鶩？甲殼素來自於動物，它是由一般螃蟹、蝦等甲殼類動物的外骨骼(exoskeloton)，也就是「甲殼」，經過去乙醯基的化學程序而來，其主要的成分為幾丁質Chitin和幾丁聚醣Chiosan，類似於植物纖維。

這樣解釋你或許還是很茫然，簡單地説，蝦蟹類食品加工後，留下的蝦蟹殼廢棄物，回收經過乾燥後，先以弱鹼高熱去除蛋白質，再以強酸除去礦物質，就能獲得蝦蟹殼中的甲殼素。這樣的過程應該有點熟悉吧？還記得國小上自然課時，老師教你怎麼用葉子做書籤嗎？

沒錯，做法很類似，葉脈書籤是取自植物的纖維質，而甲殼素就是來自於動物性的食物纖維。甲殼素的製造原料來自於海洋，因此也有人把甲殼素稱為「海洋纖維」(Marine Fiber)。

能捕捉脂肪、降低膽固醇

究竟甲殼素是如何成為吸脂高手？脂肪是食物中熱量的來源，所含的熱量是同等重量蛋白質、醣類的2.25倍，因此對於減肥者來說，終結脂肪正是首要任務。而在食物中吃進肚子裡的脂肪，會與膽汁中的膽酸混合，形成乳糜狀的小油滴，再經過脂肪酵素分解之後，就會被人體吸收。甲殼素吸附油脂的武器，就是藉著本身所攜帶的陽離子，與食物中帶負電離子的脂肪自動結合，進而阻斷脂肪分解酵素的作用，這樣脂肪在體內就不會被吸收，而是直接排出體外，因而達到抑制油脂消化、減少熱量吸收的目的。

甲殼素在體內溶解之後，就像一張張開的漁網，用來捕捉脂肪、膽固醇與過多的鹽分。研究發現，甲殼素可以主動自腸內運送與吸收食物脂肪的「乳糜球」(micelle)，能夠有效降低三酸甘油酯與膽固醇，進而達到減重或是預防心血管疾病。

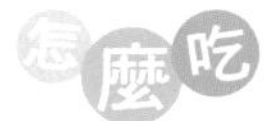

飯前吃效果最好

1. 甲殼素有與脂質結合的特質，一般建議於午、晚兩餐飯前服用，早餐不要服用；甲殼素一定是隨餐服用，最好在用餐前30分鐘吃，讓它先分布在消化道內，準備吸收油脂。
2. 正常的飲食情況，一次可服用250或500毫克的甲殼素，如果某一餐吃的特別油膩，則可以酌量增加服用的劑量。
3. 服用時要喝約至少300cc的開水，否則可能造成腸道阻塞，或有排便不順的現象發生。
4. 甲殼素的功能是「減脂」，進而達到「減重」目的，對於想快速達到減重效果者，建議可在晚餐時減少飯量，這樣減重效果會更明顯。
5. 如果你3餐都連續服用甲殼素，這種方式不要超過2個月，否則會導致脂溶性維生素缺乏。
6. 甲殼素是不具毒性也幾乎沒有副作用，就像其他植物纖維質，但建議對甲殼類食物極度過敏的人不要食用。
7. 對於正在服用其他藥品的病人，服用甲殼質前要先徵詢醫生的意見。

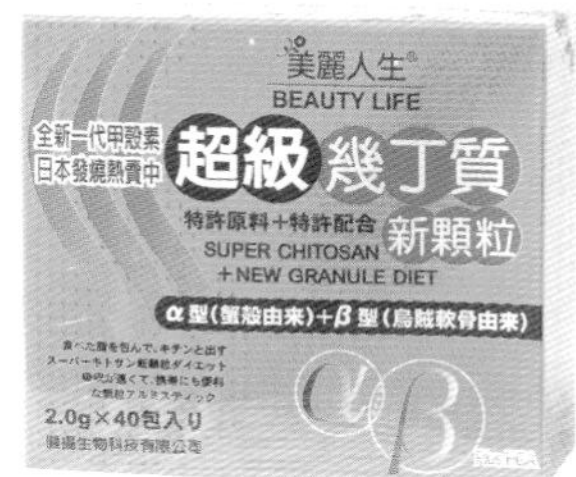

那些人是甲殼素減肥的適用者？

1. 身材肥胖的中老年人。
2. 高脂肪飲食習慣者。

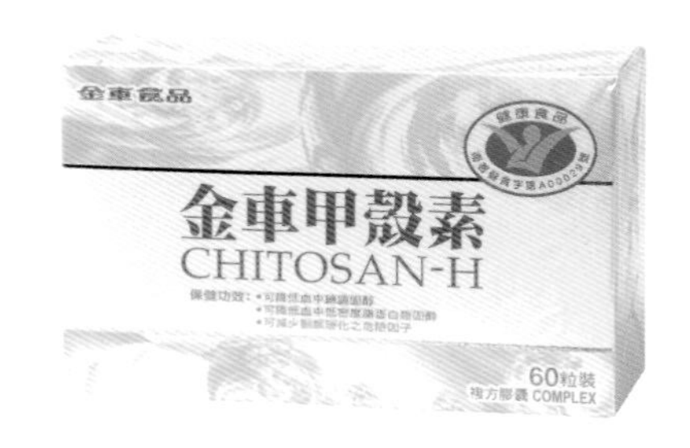

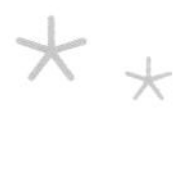

額外補充脂溶性維他命

光靠吃甲殼素就能減肥，這種觀念是不正確的，除了輔助產品的搭配使用，重要的是要配合正確的飲食習慣，才能夠達到真正的效果。

值得注意的是，甲殼素在帶走脂肪的同時，會一併帶走脂溶性維他命（維他命A、D、E、K），所以使用甲殼素時，應額外補充脂溶性維他命、必需脂肪酸等。此外，對甲殼類食物過敏，或是孕婦及小孩，都應避免攝取。

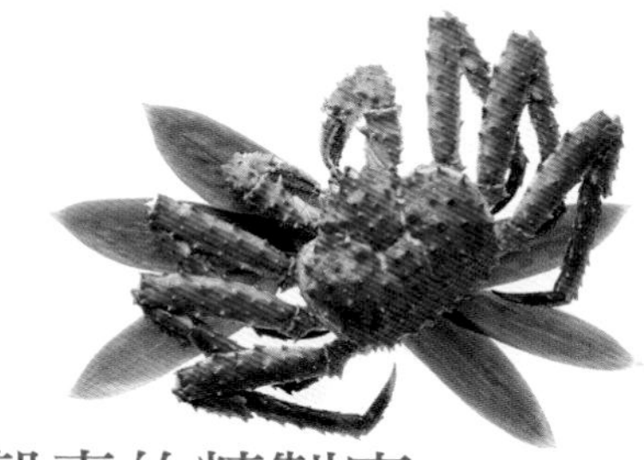

怎麼買

注意甲殼素的精製度

甲殼素主要是萃取自海底甲殼類動物（如蝦蟹）的外殼，經過生化精鍊的過程而得，因此，其所含的多醣的百分比，決定產品的品質及效果，品質最好的甲殼素含90% 的多醣，沒有標示含量的產品，盡量不要購買。

另一個重要的選購要點是，甲殼素的精製度(或稱去乙醯度，deacetylation)，市面上有許多精製度只有80至85%的甲殼素，但只有精製度90%以上，才是最適合當成膳食纖維，適合人體食用。

另外，選購甲殼素產品時，可以選擇每顆250毫克或500毫克的劑量，一次吃1顆或2顆，服用比較方便。產品開封後則要盡快食用完畢，避免受潮。

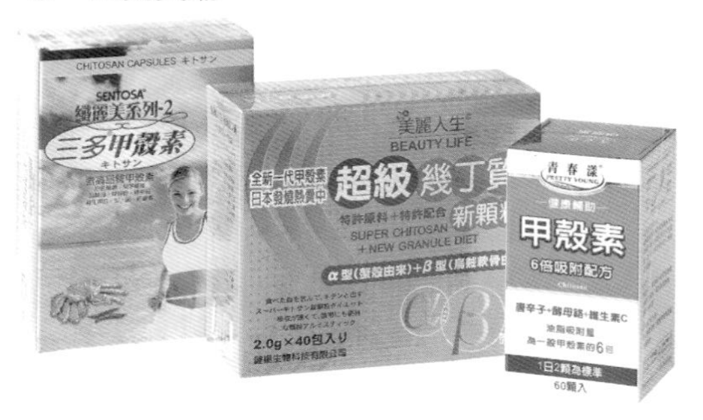

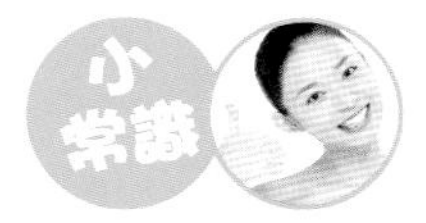

日本人將垃圾變黃金

在幾千年前，咱們祖先已經發現，甲殼素是良好的鈣質來源，並應用於臨床的醫療上。本草綱目中也有蟹殼粉的記載，用於產後、骨折、跌打扭傷、強筋接骨。

不過真正將甲殼素發揚光大的，可是日本人呦。日本因為資源有限，促使他們養成廢物利用的好習慣，甲殼素是來自於蝦蟹的廢棄物加工產品，因此海產豐盛的日本，藉著環保的原動力，也真的讓垃圾變黃金。

多年前，日本擬定了甲殼素國家補助計畫，在多所醫科大學內展開「未利用生物資源的再生計劃」研究，以開發甲殼素的新功能與再生利用，研究成果被應用於人工皮膚新素材的開發、降低血膽固醇、降低高血壓、改善消化道功能、活化免疫力、抑制癌細胞增殖及促進傷口痊癒等。

Q&A

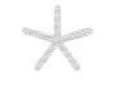

Q 我看第四台的節目，聽說甲殼素可以把體內的油脂都排出來，減肥效果很好，是真的嗎？有沒有副作用？

A 甲殼素是一種動物纖維，其作用在於吸附吃進去的油脂，進而將之排出體外，不會讓油脂積存在體內造成肥胖；這種效果在動物實驗很顯著，但是這兩年有多篇人體試驗指出，並無法證實吃甲殼質可有效減肥。

但若決定要使用甲殼素，隨餐攝取可幫助吸附油脂，並適時減少飲食的分量，若再加上適度的運動，減肥效果就一定加倍。另外，建議吃甲殼素減肥的人，也可以適時補充一些「油脂補充品」，例如必須脂肪酸omega-3、omega-6等，可以幫助維持荷爾蒙生成，讓皮膚不會因為缺乏油脂而粗糙無光。

（台灣肥胖醫學會常務理事，中壢蕭敦仁肝膽腸胃科診所院長蕭敦仁醫師解答）

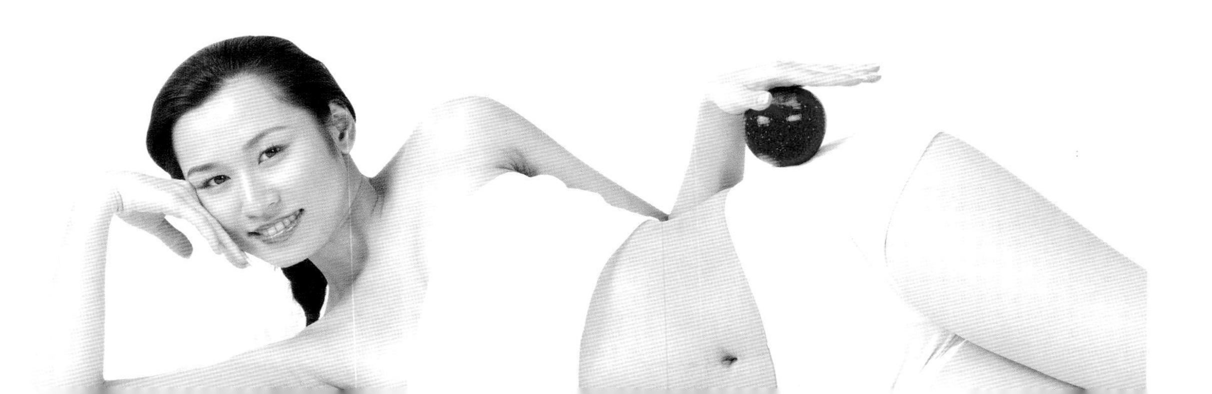

Capsaicin

18* 唐辛子（或稱辣椒素）

- 可提高新陳代謝率，促使脂肪快速燃燒
- 辣椒的產熱效應可能造成胃部不適，建議別空腹服用
- 適用對象：愛吃油炸食品、大魚大肉、高油脂高熱量食物、嗜辣者
- 合併咖啡因服用，減肥效果更佳

唐辛子的好處

- 改善消化不良
- 降血脂及預防血栓形成
- 降低動脈硬化形成的機率
- 提高人體對脂肪及醣類食物熱量的代謝率
- 高劑量的膠囊補充劑可抑制食慾

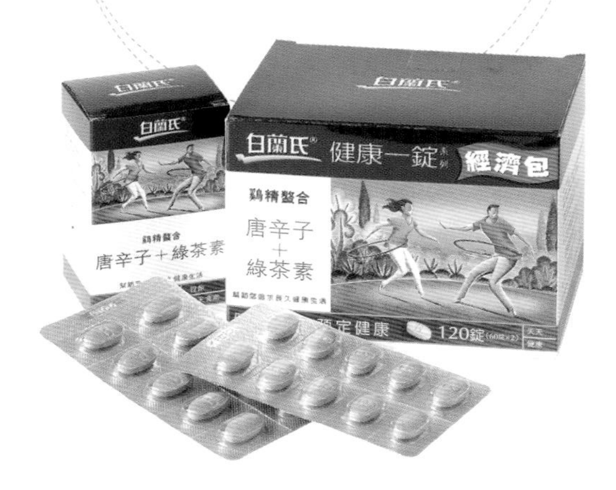

什麼是唐辛子(Capsaicin)？

唐辛子其實就是日語中「辣椒素」的意思，也就是我們所說的辣椒。自從傳出日本流行天后宇多田光靠著「啃辣椒」的方法減肥後，辣椒減肥法就在日本掀起了一股熱潮，不僅日本年輕女生流行吃辣椒減肥，就連身材早已走樣多年的歐巴桑也趨之若鶩，而這股辣椒減肥風潮也吹進台灣，讓許多原本哈日的美眉們，現在開始「hot」辣椒，到底吃辣椒減肥的效果及安全性如何？

辣椒是相當普遍的調味食品，是辛香料的一種，屬於辛熱的食物。起初辣椒減肥法的做法，是在不用節制食慾的前提下，每天每一餐都要吃辣，由於辣椒能促進交感神經活性，而交感神經主導體內脂肪消耗，因此能使體內脂肪細胞的溶解速度加快，達到減重效果。

加速脂肪快速燃燒

據了解，宇多田光的辣椒減肥法，是在飯前吃下大量的生辣椒，一方面刺激腸胃不想進食，另一方面則是藉由辣椒幫助燃燒熱量。不過，這種激烈的減肥吃法並不健康，她自己也一度因為腸胃受不了引起嘔吐、昏眩，身體極度不適因而取消了幾場巡迴演唱。

雖然辣椒的熱量低，但因為每個人的體質、以及對辣耐受度不同，所以這種辣椒減肥法，並不是一般人可以適應的。但也因為如此，市面上才會推出萃取自辣椒的唐辛子，讓不敢吃辣的人，也可以利用它來作為輔助減肥的食品。

日本醫學專家針對辣椒素的研究也發現，唐辛子在進入人體內時會刺激交感神經，促進分泌腎上腺素荷爾蒙，提高新陳代謝率，促使脂肪快速燃燒。不過也有研究報告指出，食物中添加些辣椒，反而有促進食慾的作用，因此，如希望達到抑制食慾的作用，必須服用較高劑量的膠囊狀唐辛子補充劑，才可能達到效果。

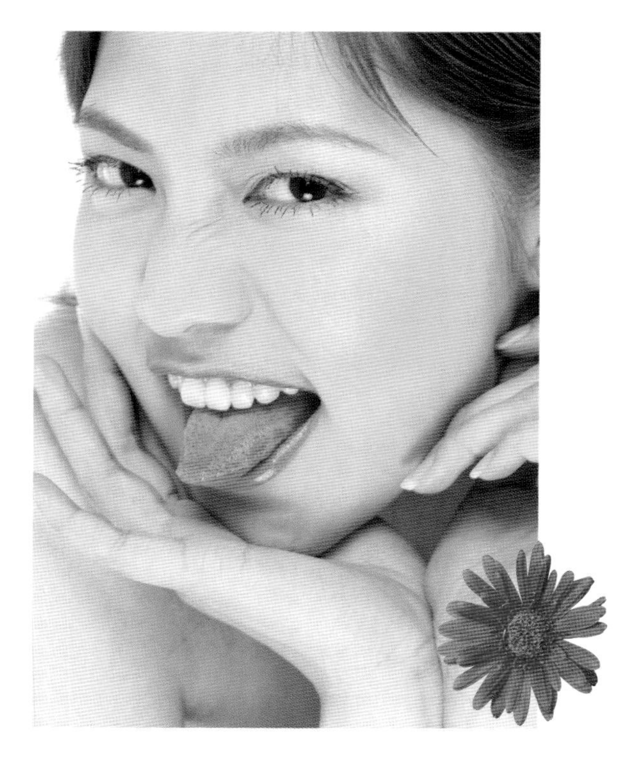

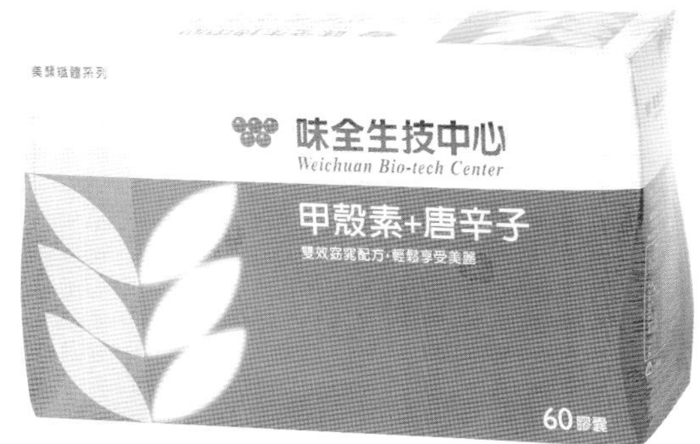

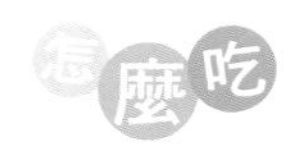

具刺激性 最好飯後服用

想以唐辛子達到減肥效果時，每天大約需要服用高達28公克的辣椒粉，而一般唐辛子膠囊的劑量為200至500毫克，每天需要服用這麼高的劑量，一般較難持續。即使服用的是唐辛子膠囊，由於辣椒具刺激性，有些人在空腹服用時，胃部會有燒灼感，因此建議隨餐或飯後服用。

如果是嗜吃辣的人，可以每餐都在食物中摻加辣椒粉，不然最好可以選擇一些合併其他成分，例如瓜拿納、枳實（bitter orange）、綠茶、毛喉蕊花（coleus forskohlii）等，具有提高代謝率的本草複方產品，才能發揮比較好的效果。

適用消化不良、腹脹的減肥族

辣椒使用在醫療用途上，主要是它的止痛效果，如外用辣椒膏、辣椒貼布，近來，日本的營養學界開始留意到辣椒的熱效應，而將其添加於改善消化功能、降血脂或減肥食品中，因此，如果本身屬於新陳代謝差或不愛運動的肥胖族，可以選擇含辣椒成分的複方減肥食品，來促進熱量的代謝。而對於經常有消化不良症狀，如飯後容易腹脹、噁心及腹痛等現象，可以隨餐添加約1公克（約半茶匙）的辣椒粉，或補充500至1000毫克的唐辛子膠囊。

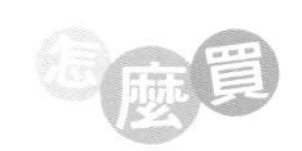

以熱係數來辨識品質

選購產品時，除了留意劑量外，也要注意其熱單位的多寡，看看產品是否清楚標示熱係數。辣椒被認為具有減肥的效果，就在於它的辣度所造成的發熱效應，唐辛子膠囊裡的辣椒越辣，能夠促進熱量代謝的效率也就越高。要計量辣椒的發熱效應，目前最被國際公認的就是所謂的熱係數(Heat Units)，又稱Scoville Units。

不同的辣椒種類，辣度也都不同，最常被用來作為健康食品成分的辣椒——Cayenne，發熱係數約介於35,000至40,000之間，所以選購時也可以由此來辨識產品的品質。

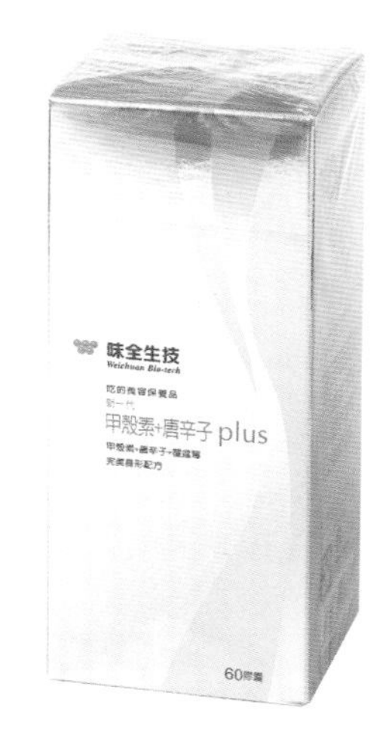

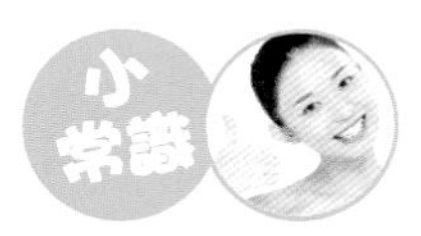

唐辛子加咖啡因減重加分

市面上訴求減肥的唐辛子也多以添加綠茶素等作為複方產品，主要因為綠茶粉末含咖啡因，雖然咖啡因對健康有很多缺點，但是卻也是最安全無副作用的利尿成分、提高熱量燃燒及輕微降低食慾的天然成分。

目前使用於減肥食品的咖啡因來源多半為瓜拿納果實、可樂子或綠茶粉末，因為綠茶粉末含有抗氧化多酚，同時可以促進新陳代謝，臨床研究也發現，多喝綠茶可以有助於保持好身材，所以是目前減肥食品很常添加的成分，由於綠茶的抗氧化成分會抵銷許多咖啡因的缺點，因此也比較不必擔心咖啡因的攝取問題。

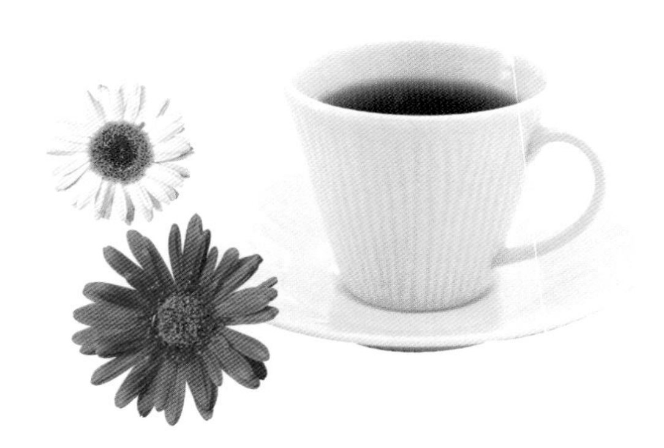

Q&A

Q 雖然我的體重不算過重，但是身材看起來怎麼都像是個歐巴桑，有人說我的身材屬於酪梨型肥胖，聽說吃辣椒可以讓人想瘦哪裡、就瘦哪裡，對我的身材有效嗎？

A 利用辣椒素減肥其實在歐美國家早已行之有年，不過研究顯示，這種方法似乎對東方人特別有效，因為東方人的生活習慣，經常是沒事就坐著，較少運動，身體代謝能力自然比較差，所以體型也多屬於下半身肥胖型，而辣椒素主要作用在於促進腸胃蠕動，以及刺激新陳代謝，對於循環代謝差，又經常吃的很油膩的酪梨型肥胖者，減重的效果不錯，如果再搭配運動，更能達到「想瘦哪裡，就瘦哪裡」的效果。

不過要注意的是，辣椒素進入胃裡作用後，同時也會將胃中的食物排空，因此對於容易消化不良的人，可以有改善的作用，不過如果你有胃潰瘍的毛病，就千萬別吃辣椒素，以免更加惡化。

（台灣肥胖醫學會常務理事，中壢蕭敦仁肝膽腸胃科診所院長蕭敦仁醫師解答）

Spirulina

19* 藍藻（或稱螺旋藻）

- 「超越減重停滯期、降低復胖機率」的超級明星產品
- 優質的高蛋白質食品，也是綠色綜合維他命
- 維持血液中酸鹼值的平衡，促進新陳代謝
- 擁有葉綠素的解毒功能，減輕廢物對腎臟的負擔

藍藻的好處

- 促進新陳代謝
- 預防或改善心血管疾病
- 保護肝臟細胞避免毒素的干擾
- 提升免疫系統
- 避免骨質疏鬆症

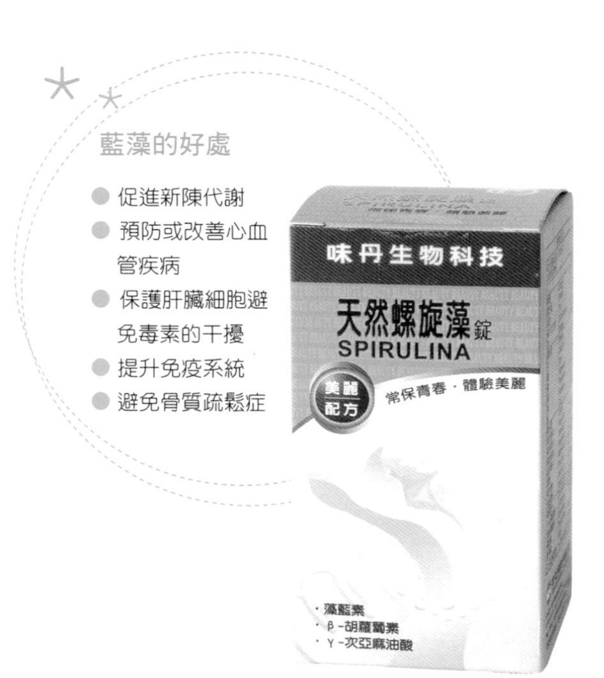

什麼是藍藻（Spirulina）？

藍藻又稱為螺旋藻，聽到藍藻你應該就不陌生了吧，雖然它在國外用於減肥早已行之有年，但國人比較有印象的，恐怕是因為某位星座專家為其代言的減肥廣告，因而有所認識。除了作為減肥及營養補充品，藍藻在對皮膚的保養上，也有其獨到之處，像是知名的「貴婦乳霜」的秘密，就在於藍藻萃取精華。

究竟藍藻有何特殊之處？藍藻是一種野生的原生植物，原產於非洲熱帶帶鹽的鹼性湖泊，擁有強大的綠色生命力，由於其營養價值與特殊生理作用，使得藍藻在健康食品中，始終佔有一席之地，而現在市面上常見的藍藻補充品，多是由人工養殖池所生產。

優質的綠色維他命 為美麗加分

藍藻含有豐富、完整的必需胺基酸，是提供身體組織重建、調整肝臟代謝機能的重要元素。在減重過程中，改變飲食營養成分的攝取比例，是很重要的一個過程，足夠的優質蛋白質、減少脂肪的攝取，再加上適量的醣類，是減重者重要的必修課程。而藍藻含有高達60至70% 的優質蛋白質，比大豆多了1倍以上，甚至是牛肉的3倍以上，因此可當做優質的高蛋白質食品。

藍藻中含有高量的γ-次亞麻油酸（GLA），幾乎是月見草油的3倍，GLA是一種必需脂肪酸，可以幫助代謝存在於多餘脂肪贅肉中的褐色脂肪，進而達到消除脂肪與減輕體重的效果。此外，藍藻含有大量的纖維質，可以增加飽足感，在飯前食用藍藻配上一大杯水，可以減少該餐進食的分量，有助於熱量的控制，而豐富的纖維，也能夠預防或改善便秘。

藍藻也是優質的「綠色綜合維他命」，含有豐富的維他命與礦物質，可維持減肥期間新陳代謝的順暢。其中富含的維他命A，可維持皮膚的健康；維他命B群，可促進熱量的代謝與水分的排除；鉀可促進代謝性水分的排泄；鈣可抑制肥胖荷爾蒙的分泌；磷可以加強能量的代謝作用；鎂可維持正常的造血機能與神經系統的正常。

含有豐富的鹼性礦物質

此外，減重期間由於代謝廢物的增加，容易使血液與體質偏向酸性反應，而使新陳代謝的速率減緩下來，減重者也常會感到莫名的肌肉疲勞感。藍藻豐富的鹼性礦物質，尤其是鉀與鈣質，可維持血液中酸鹼值的平衡，促進新陳代謝，減少減重期間疲勞感的產生。

更重要的是，減肥當然不能有損美麗，減重期間因代謝而產生的自由基會突然倍增，造成細胞組織的破壞，當代謝廢物堆積至皮膚組織時，很容易造成暗沉皮膚與斑點的產生。藍藻富含的微量礦物質與SOD成分，提供細胞基本的防禦能力，加上強化肝臟解毒的效果，使得減重期間補充藍藻的人，能保持健康的膚質與膚色。

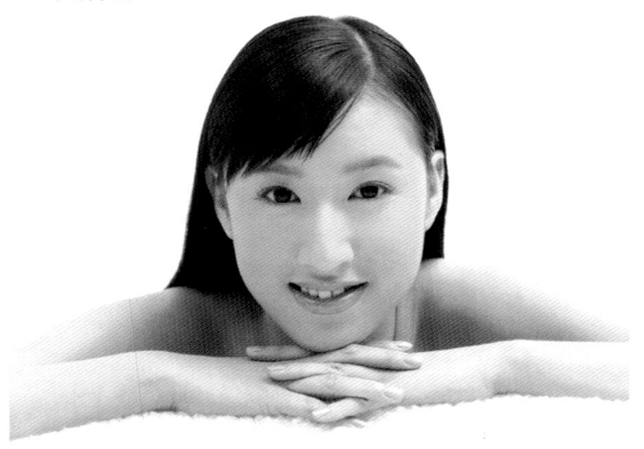

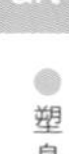

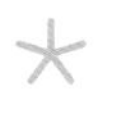

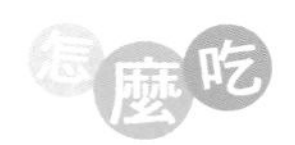

1天補充500至1500毫克

藍藻的補充分量，若以1顆500毫克的膠囊，建議每天可以補充的分量為1至3顆，可以隨餐吃，餐前或餐後補充皆可，隨餐吃時因為胃會分泌較多胃酸，可以幫助成分消化吸收，讓效果更好。

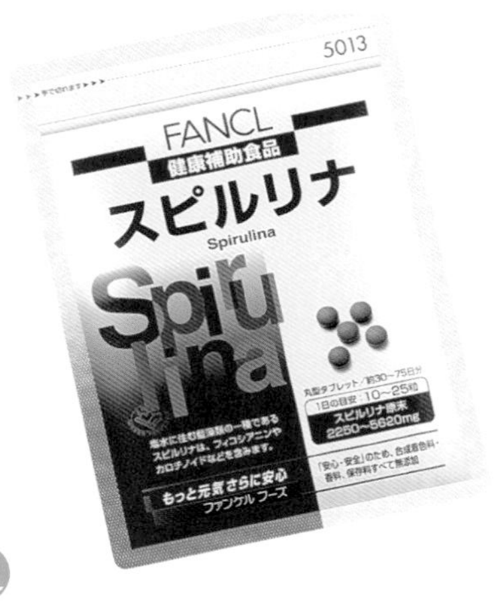

怎麼買

小心重金屬污染

食用藍藻沒有任何副作用，但是現在市面上常見的藍藻補充品，多是由人工養殖池所生產，養殖池的水若受到污染，藍藻就會累積重金屬，而造成食用者體內鉛、汞、鎘的含量增加，這點要特別注意。

藍藻、綠藻、海藻的不同

綠藻排毒效果佳

綠藻和藍藻一樣也富含蛋白質、礦物質、維他命等營養，在減肥期間可以搭配藍藻一起使用。服用綠藻可以增加血液中白蛋白的含量，白蛋白可以加強營養素的運輸，使體內的新陳代謝更完整，白蛋白也可以將對人體有害的代謝廢物、環境污染的化學物質，運送到肝臟分解，再排泄出去。此外，綠藻中的葉綠素是所有植物中最高的，葉綠素可以淨化血液和腸道與排除重金屬，所以有很好的排毒效果。綠藻也有增加生長速率的效果，在減肥時搭配運動，可以幫助肌肉組織的保存，提高新陳代謝率。

藍藻蛋白質含量較高

綠藻與藍藻一樣都含有許多核酸物質——RNA、DNA，可以減少皮膚皺紋的產生，所以在瘦下來的時候，多補充綠藻與藍藻，可以減少皮膚鬆垮老化以及皺紋問題。不過不同的是，綠藻有較厚的細胞

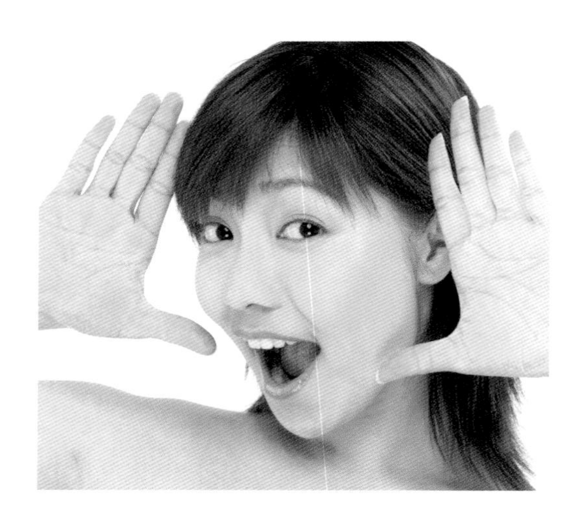

壁，較不易為人體所吸收，且藍藻約為綠藻的100倍大，蛋白質含量較高。

海藻富含礦物質

而海藻則是我們平常常吃的食物，其中含有將近30種微量與巨量的礦物質，包括可以使甲狀腺功能正常的碘，另外，海藻中含豐富的鈣、鎂、鉀可以平衡身體的水分代謝，減少減肥時期水分滯留。海藻能加強身體許多腺體的功能，使身體的內分泌平衡。所以營養專家也建議，在減肥期間不妨也多吃一些海帶、海帶芽、海苔等食物。

Q&A

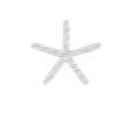

Q 我看了報紙廣告買了某一位名人代言的藍藻產品來減肥，因為廣告的效果實在是讓我心動，不過後來又看報紙上說，這個代言的人自己也又復胖了，害我又跟著沒信心了，請問為什麼會有這樣的情況？

A 藍藻為何能減肥？業者宣稱因為肥胖者多為酸性體質，而藍藻為鹼性食物，因此可以減肥。這乍聽之下似乎很有道理，其實不然，因為人體皆為弱鹼性，其數值約7.4，體內有複雜的腎臟及肺臟功能在調控酸鹼度，除非這兩個器官衰竭了，否則不會出現酸性體質，因此以鹼性食物可減肥的說法不攻自破。

讀者在挑選減肥食品時必須認清事實，減肥食品或藥品的正確機轉有三，一為降低食慾減少進食，二為減少腸道吸收，三為增加新陳代謝消耗。若減肥用品以此三項之外的原理宣稱，消費者萬萬不可相信，以免花錢又傷身。

（台灣肥胖醫學會常務理事，中壢蕭敦仁肝膽腸胃科診所院長蕭敦仁醫師解答）

Amino acid

20* 胺基酸

- 日本美眉最hot的「aa瘦身法」
- 號稱在睡眠中就可以輕鬆減肥
- 晚上11點到凌晨1點之間，是補充胺基酸最佳時機
- 可提高基礎代謝率、減少多餘脂肪囤積

胺基酸的好處

- 促進肌肉合成
- 提高基礎代謝率
- 減少多餘脂肪囤積
- 某些胺基酸能有效控制食慾

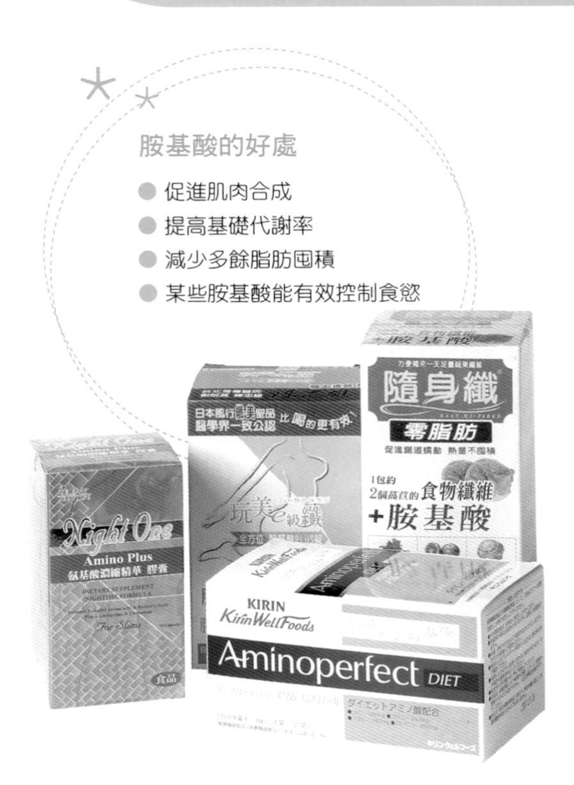

什麼是胺基酸(Amino-acid)？

現在日本美眉們流行一種「aa瘦身法」，這種宣稱靠飲食瘦身的方法，原理是因為想瘦，就必須有效燃燒脂肪，但是如果缺乏運動，脂肪不易燃燒，就會變成難瘦體質，而「aa瘦身法」就是利用胺基酸，把體質調整成「易瘦」體質。

因為胺基酸是組成蛋白質最小的單位，當它進入人體後，可以促進蛋白質合成，以便消耗熱量，有些胺基酸可以活化脂肪分解酵素，燃燒脂肪，於是能夠瘦身。坊間推出的複合胺基酸補充品，除了含有各種必需胺基酸外，還有多種增加活力的成分，例如維他命C、B2等，即使沒有瘦身需求的人，當做運動前後的補給品，還有增強體力、改善疲勞的附加功能。

日本超流行 睡前服用效果更好

除了日本流行的「aa瘦身法」，你或許也曾聽過「睡眠減肥法」，其實也是利用胺基酸來達到減肥的目的。或許你會好奇，為什麼胺基酸減肥又稱為「睡眠減肥法」呢？原因是使用胺基酸的時機，跟一般營養補充品不同，由於人體分泌生長激素的時間，主要在晚上11點到凌晨1點之間，尤其是入睡90分鐘分泌最多，所以在睡前使用是最佳時機。在入睡前補充高濃度的複合胺基酸，可以促進成年人HGH生長激素的分泌增加，因此在睡眠中即可燃燒體內多餘的脂肪。

怎麼吃 每天100至200毫克

如果要利用胺基酸減重，直接補充胺基酸效果最好，不僅熱量低，還可加入纖維，對調整體質及脂肪代謝燃燒，也有很好的輔助效果。服用時機以睡前及運動後效果最佳。一天食用的份量以不超過5公克為主，空腹時吃或喝胺基酸補充品也沒問題。

胺基酸是一個天然營養素，安全無副作用，不過使用在食慾控制上，每天劑量必須要100至200毫克以上。

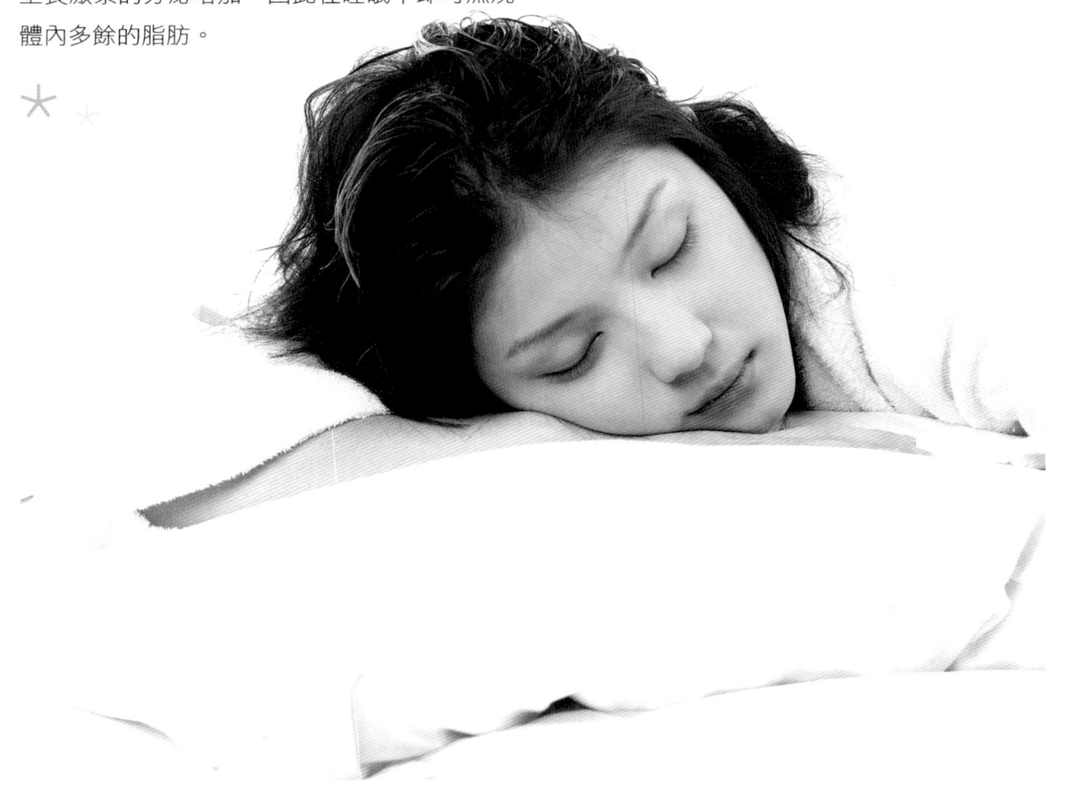

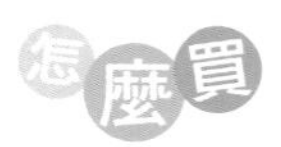

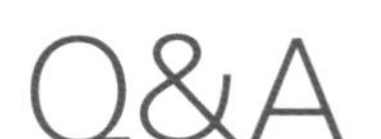

注意胺基酸成分與含量

如果要利用胺基酸減重，直接補充胺基酸市面上胺基酸的相關產品有各種胺基酸飲料、粉末及膠囊等，是最簡單的方式。

人體內胺基酸合成蛋白質時，必須在胺基酸種類齊全且含量均衡充足的狀態下，才得以順利進行，如果有某種胺基酸含量過低，則可能影響到其他胺基酸的功能，因此，在選購胺基酸產品時，要特別注意胺基酸成分與含量。

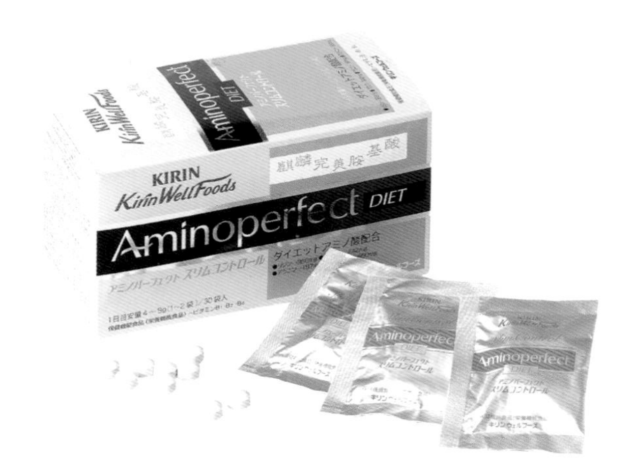

Q&A

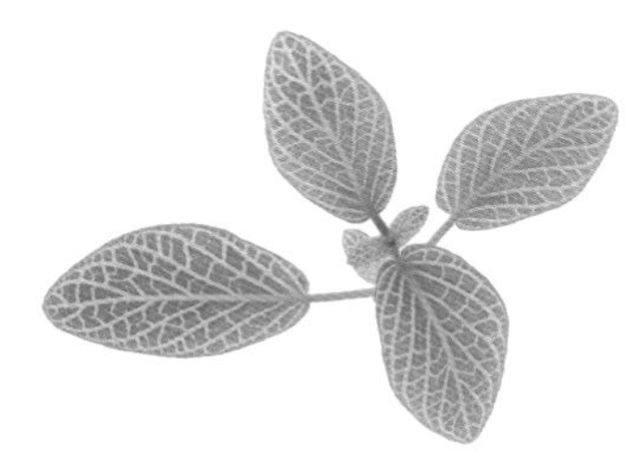

Q 現在市面上很流行的胺基酸飲料，到底是噱頭？還是真有其效果呢？

A 喝飲料要達到保健效果，必須根據個人體質選擇飲料種類，並依照保健目標選擇種類而定。大體來說，運動後補充蛋白質的用意，是因為運動後體內蛋白質合成速率提高，適時由飲食或飲料中補充含有完整胺基酸種類的蛋白質，可以更有效的促進肌肉的生長。另外，利用每一種胺基酸特有的生理功能，來達到恢復體力的目的，例如精胺酸或鳥胺酸可促進運動時所產生代謝廢棄物的排除，而支鏈胺基酸則可以減緩疲勞感等。

對於經常運動的人或者是運動員而言，除了飲食上攝取足夠的蛋白質以外，若要選擇專用的蛋白質或胺基酸補充劑，必須依照其運動的種類和時間來選擇。而如果是一般人，因為必需胺基酸通常存在肉類、蛋類等含較多脂肪及膽固醇的食物之中，常令愛美者望之卻步，透過飲料中添加胺基酸成分，補充水分同時也攝取身體所需，應是一舉兩得。

（康是美藥妝店藥師林秋碧解答）

<附錄> 吃的保養品哪裡買？

面對市面上愈來愈多的各種美容食品，建議消費者在選購時，不妨多請教專業醫師、藥師的意見，並盡量選擇有信譽的廠牌，同時看清楚其中的成分、保存期限，不要輕易相信誇大的「療效」，要有「持之以恆」的準備。

●選購熱門美容食品地點

GNC健安喜 美國營養食品連鎖專賣店

A 臺北市中山北路二段81號

T （02）2571-3682 @ http://www.gnc.com.tw

健康總匯有限公司

A 台北市敦化北路207號B1 T（02）2361-2995

@ http://www.vitahome.com

康是美藥妝店 統一生活事業股份有限公司

A 台北市金山南路二段33號3樓

T 0800-005-665 @ http://www.cosmed.com.tw

屈臣氏 屈臣氏百佳股份有限公司

A 台北市松山區八德路四段760號11樓 T 0800-051-148

Boots 英商博姿股份有限公司

@ http://www.bootsretail.com.tw

DHC 台灣蝶翠詩化妝品股份有限公司

(02)2766-2000 @ http:// www.2766200.com.tw

Fancl台灣芳珂股份有限公司

A 台北市中正區忠孝東路一段31號12樓C室

T （02）2321-8033 @ http://www.fancl.com.tw

仲華健康事業股份有限公司

A 台北市信義區信義路五段5號7樓7A20

T （02）2345-3111 @ http://www.nuliv.com

泰宗生物科技股份有限公司

A 臺北市內湖區基湖路35巷11號7樓

T （02）2658-1677 @ http://www.tcmbio.com

BeautyEasy自然保養網(牛爾)

@ http://www1.payeasy.com.tw/BeautyEasy/index.shtml

蕃薯藤網路購物

@ http://shopping.yam.com

良璟藥品有限公司

A 臺中市北區文心路四段200號8樓之3

T （04）2296-7157

●諮詢專家

蕭敦仁醫師

台灣肥胖醫學會常務理事，中壢蕭敦仁肝膽腸胃科診所院長

Tel：(034)333888 e-mail： dr.obesity@msa.hinet.net

洪勛峰醫師

佐登皮膚科、千葉診所院長

佐登皮膚科：台中市北屯區文心路四段432號

（04）2236-5777

千葉診所：台北市大安區忠孝東路三段249號2樓

（02）2778-8433

張英睿醫師

板橋亞東醫院皮膚科主任

台北縣板橋市南雅南路二段21號，（02）8966-7000

陳旺全中醫師

中國中醫臨床醫學會名譽理事長，台北市中醫師公會名譽理事長，立生中醫診所院長（02）2521-1998

李湘嫺營養師

NNSi全國營養科學研究中心營養師（02）2361-2995

吳曉梅營養師

前台北醫學大學附設醫院營養諮詢門診營養師

（02）2345-3111

林秋碧藥師

康是美藥妝店藥師

COPYRIGHT

國家圖書館出版品預行編目資料

20種熱門美容食品 / 楊媜� 著
——第一版．——臺北市：腳丫文化，2005〔民94〕
面；　公分．——（腳丫叢書；K013）
ISBN 986-7637-22-4（平裝）
1.食物治療　2.美容
418.91　　94011640

腳丫文化

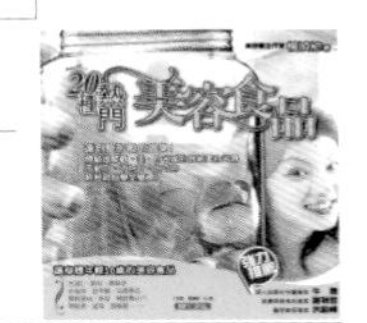

■K013
20種熱門美容食品

著 作 人—楊媜紩
社　　長—吳榮斌
企劃編輯—梁志君　　執行編輯—林麗文
行銷企劃—吳培鈴
美術設計—夏果工作室
出 版 者—腳丫文化出版事業有限公司

<總社・編輯部>：
地　　址—104 台北市建國北路二段66號11樓之一（文經大樓）
電　　話—（02）2517-6688（代表號）
傳　　真—（02）2515-3368
E-mail—cosmax.pub@msa.hinet.net

<業務部>：
地　　址—241 台北縣三重市光復路一段61巷27號11樓A（鴻運大樓）
電　　話—（02）2278-3158・2278-2563
傳　　真—（02）2278-3168
E-mail—cosmax27@ms76.hinet.net

郵撥帳號—19768287 腳丫文化出版事業有限公司
國內總經銷—大衆雨晨實業股份有限公司　（02）3234-7887
新加坡代理—POPULAR BOOK CO.(PTE)LTD.　TEL:65-6338-2323
馬來西亞代理—POPULAR BOOK CO.(M)SDN.BHD.　TEL:603-9179-6333
香港代理—POPULAR BOOK COMPANY LTD.　TEL:2408-8801
印 刷 所—大象彩色印刷製版股份有限公司
法律顧問—鄭玉燦律師
發 行 日—2005年 9月第一版第1刷
　　　　　　10月　　　第3刷

定價／新台幣 250 元　　Printed in Taiwan

缺頁或裝訂錯誤請寄回本社<業務部>更換。
本社書籍及商標均受法律保障，請勿觸犯著作權法或商標法。

本書讀者獨享價值600元的商品兌換券

ROONKA

荷柏園～澳洲精油公園

您可以自由自在的放鬆、遊戲、社交， 找回您的健康活力！

我們邀請您帶著家人、朋友到Roonka澳洲精油公園休憩，享受我們芳療諮詢師使用來自純淨的澳洲大地植物所孕育出的液體鑽石——精油，為您提供親切的服務。

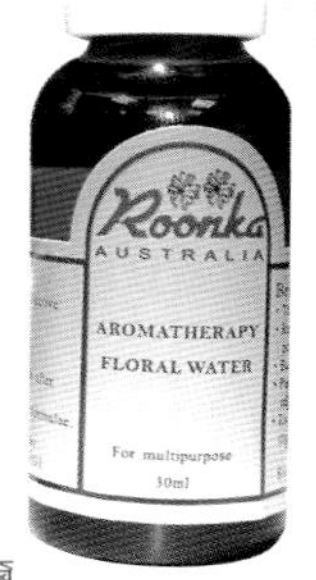

Roonka荷柏園總管理處
服務電話：(0800)233-456
E-mail：Roonka.mail@msa.hinet.net
http://www.roonka.com.tw

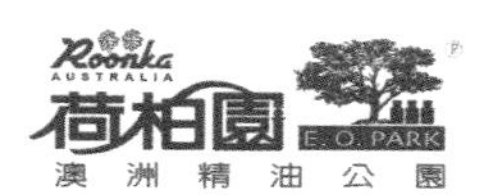

- 只要填妥背面個人資料，即可至全省11家Roonka荷柏園專櫃，以99元換購『保加利亞玫瑰精露』或『扁柏精露』30ml一瓶（原價NT$350）！
- 『精露』可當化妝水使用，亦可加入1500c.c.開水中飲用。玫瑰可幫助調理荷爾蒙及情緒，扁柏幫助排毒淨化。

Rosa Ex萃取自天然刺梨，加上特有之複方調配，製成即溶式抗氧化飲品〔好養顏〕，是溫水、冰水中均可溶解的健康、養顏飲料。

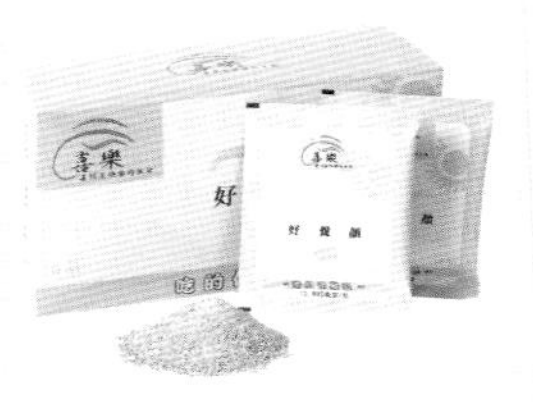

填妥下列資料(影印無效)，寄到台北市信義路5段5號7樓7A20室或傳真02-23453117，就送刺梨〔好養顏〕6入嚐鮮包。

刺梨〔好養顏〕兌換券

姓 名：　　　　　　□男　□女
生 日：　　　年　　　月　　　日
電 話：
地 址：
e-mail：

NuLiv Science 仲華健康事業
NuLiv 仲華　您可信賴

附註：
1. 本兌換券應於2005年12月31日前使用，逾期失效。
2. 兌換之刺梨〔好養顏〕6入嚐鮮包，將郵寄至上表填具之地址。

新加坡獨特配方——
漢方草本衛生棉

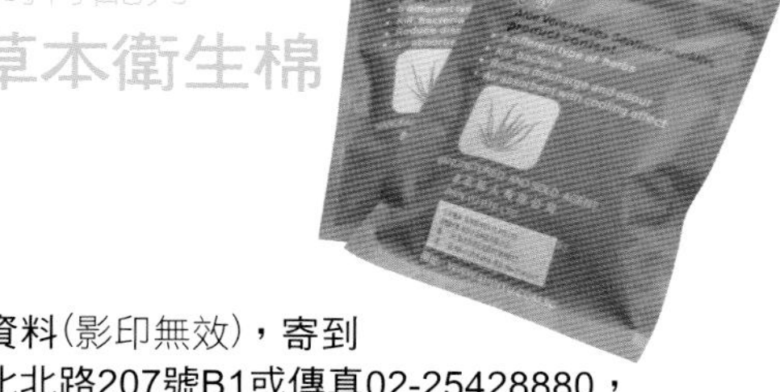

填妥下列資料(影印無效)，寄到台北市敦化北路207號B1或傳真02-25428880，就送試用包乙份。

健康總匯試用品兌換券

姓 名：　　　　　　□男　□女
生 日：　　　年　　　月　　　日
電 話：
地 址：
e-mail：

附註：
1. 本兌換券應於2005年12月31日前使用，逾期失效。
2. 兌換之試用品，將郵寄至上表填具之地址。

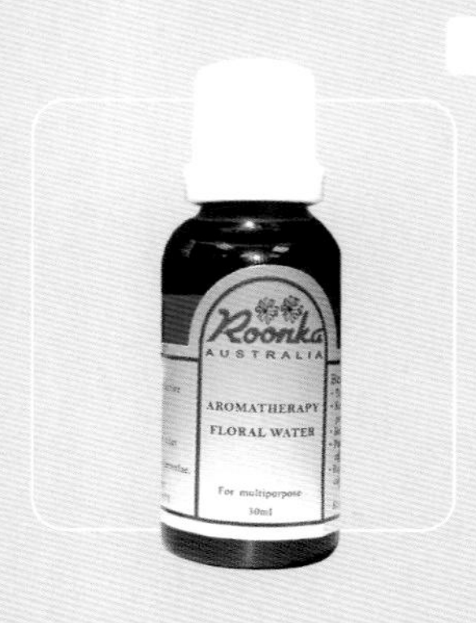

30ml「保加利亞玫瑰精露」或「扁柏精露」99元換購券

姓名：　　　　　　　　□男　□女
生日：　　年　　月　　日
電話：　　　　　　　　行動電話：
地址：
e-mail：

注意事項：
・本優惠活動一張限換購一瓶，影印無效。
・本優惠不適與其他優惠活動一起使用。
・使用有效期限，即日起至2005年12月31日止，逾期無效。

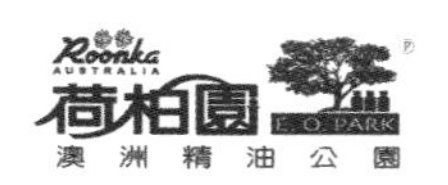

Roonka荷柏園全省百貨專櫃

台北太平洋崇光SOGO百貨9樓　TEL：(02)2731-6582
台北大葉高島屋4樓　TEL：(02)2832-0839
台北衣蝶百貨4樓　TEL：(02)2523-4746
台北新光三越百貨信義二店5樓　TEL：(02)8780-7853
台中中友百貨B棟B2樓　TEL：(04)2226-4232
台中新光三越百貨7樓　TEL：(04)2251-0310
台中衣蝶百貨3樓　TEL：(04)2251-3969
台南新光三越百貨西門店B1樓　TEL：(06)303-0136
高雄漢神百貨6樓　TEL：(07)216-0431
高雄新光三越百貨9樓　TEL：(07)536-9385
高雄太平洋崇光SOGO百貨11樓　TEL：(07)335-8300

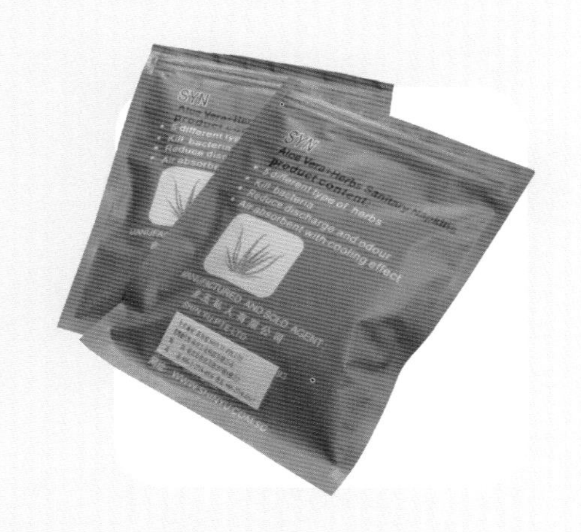

新加坡獨特配方——
漢方草本衛生棉

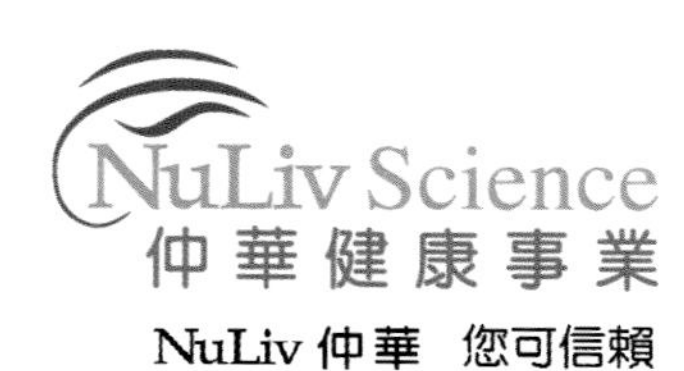

NuLiv 仲華　您可信賴

台北市信義路5段5號7樓7A20室
電話：02-2345-3111
傳真：02-2345-3117
網址：www.nuliv.com

K013 定價250

【關於作者】

AUTHOR

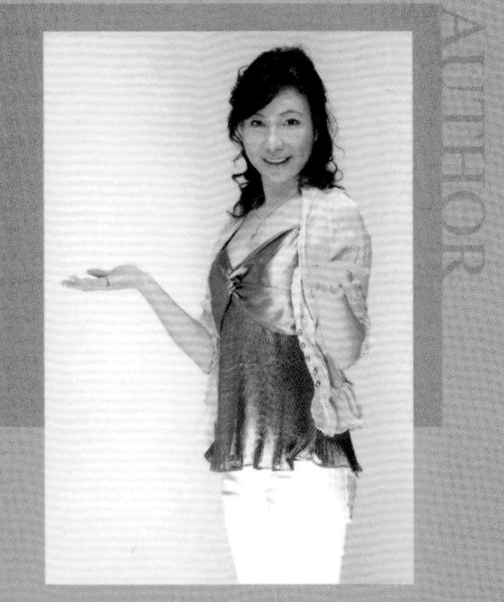

美容養生作家
楊媜紼一丶(Jenny)

學經歷

- 中國文化大學新聞系畢業
- 英國羅浮堡大學(Loughborough University)國際企管碩士
- 曾任自由時報消費及醫藥記者、五星級飯店公關部經理
- 現為NNS新營養雜誌總編輯
- 聖約翰科技大學企管系講師

著作

- 《肌膚SPA健康密碼》（與皮膚科醫師洪勛峰合著）

楊媜紼 諮詢信箱：bobi88888@yahoo.com.tw

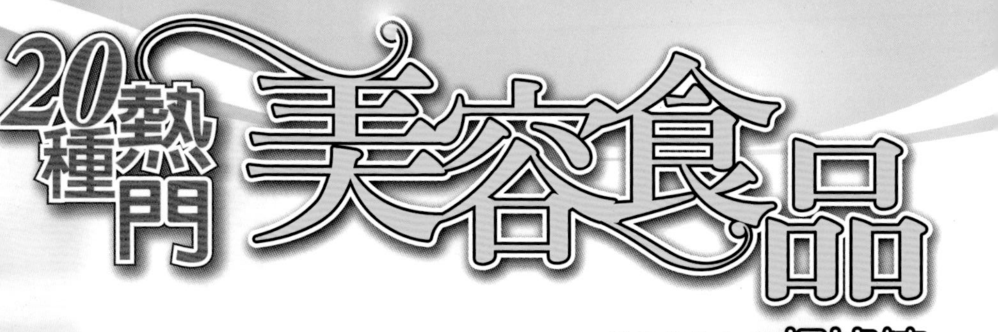

20種熱門美容食品

美容養生作家 楊媜紼 著

妳的美麗會讓人以為妳去整形了！

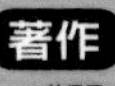

本書將告訴妳如何利用當紅的20種美容食品，達到像整形般的效果～

* 目前最熱門的左旋C、葡萄子、珍珠粉、刺梨該怎麼吃，才能幫助妳成為白皙無瑕的美人兒？
* 在歐美最受矚目的松樹皮、法國香瓜、硫辛酸的抗老化效果，為何能讓身體年輕10歲，健康到老？
* 最流行的明星美容食品，如膠原蛋白、納豆、Q10、胎盤素如何撫平皺紋、回復青春容顏，讓人猜不透年齡？
* 掀起減重新紀元的甲殼素、唐辛子、藍藻、胺基酸，如何幫助妳消除贅肉，輕鬆擁有人人稱羨的曲線？

最實用、最流行的美容書
不知不覺變美變瘦的秘密
讓妳捨不得和別人分享！

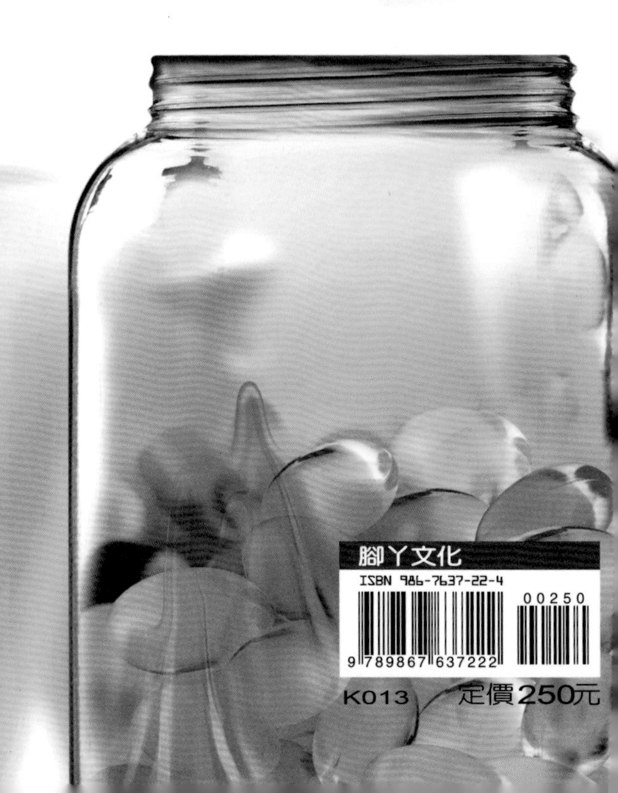

腳丫文化
ISBN 986-7637-22-4
9789867637222 00250
K013 定價250元

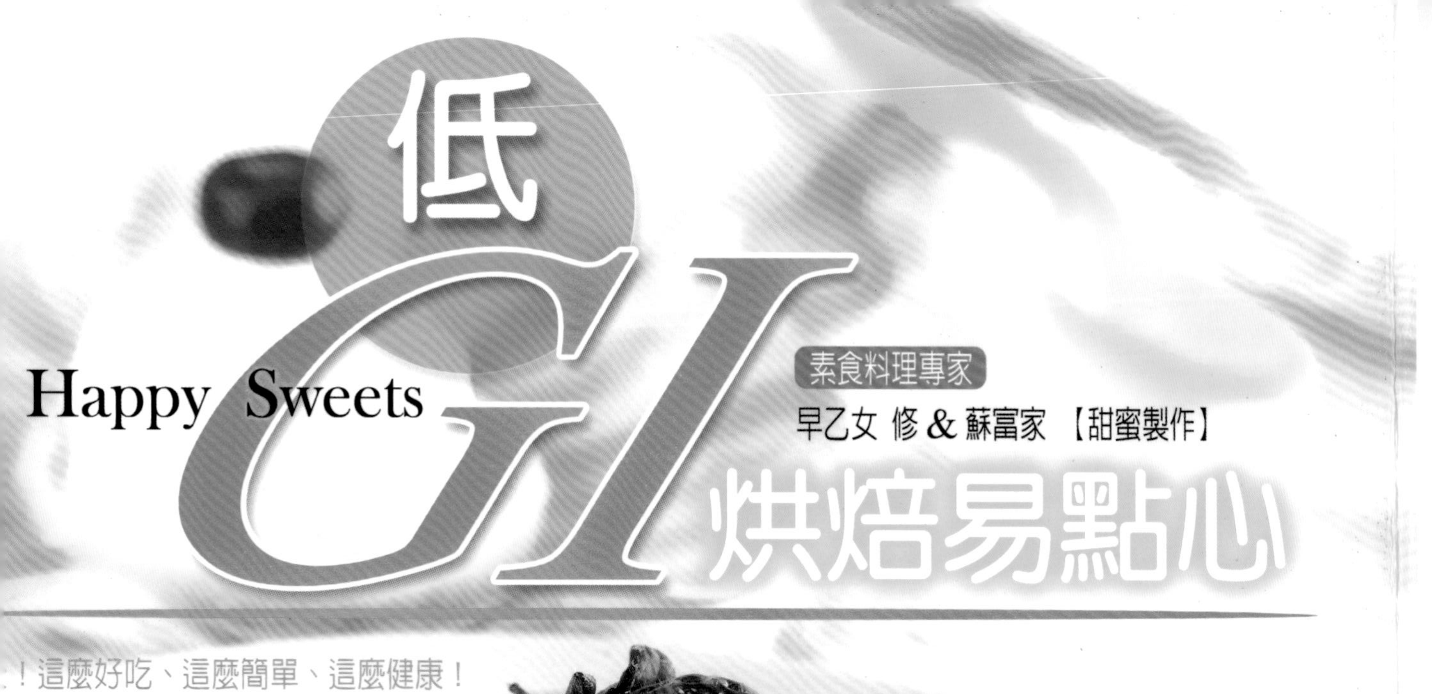

【關於本書】

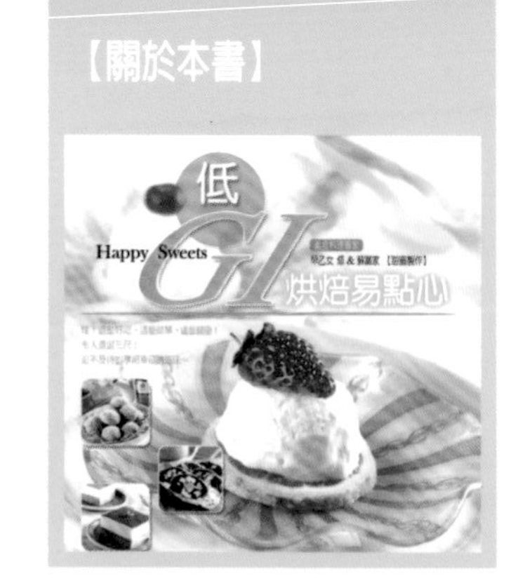

無論是一個人的偷閒時光、小倆口的甜蜜相約、還是三五好友的歡樂聚會，或是小朋友的營養補給，拋開擾人的事務，悠閒的品嚐親手做的點心，不僅滿足我們的味蕾享受，也滿足心靈上的感動。

作者設計出49道做法簡單的低GI美味小點，有熱呼呼的烘焙糕點、沁心涼的水果凍、甜美可口的冰淇淋、膨鬆柔軟的蛋糕、充滿異國風味的餅乾等，只要利用家裡常用的烹飪器具，以及超市都買得到材料，加上一些巧思，就能輕易烘焙出令人吮指回味的點心。

最特別的是選用低GI（Glycemic Index，即『升糖指數』）的健康食材，脂肪不容易囤積在體內，不用擔心對健康造成負擔，可以放心的享用美食，是一本適合全家人分享的創意點心書。

現在就翻開本書，跟著作者一起來烹調幸福的滋味吧。

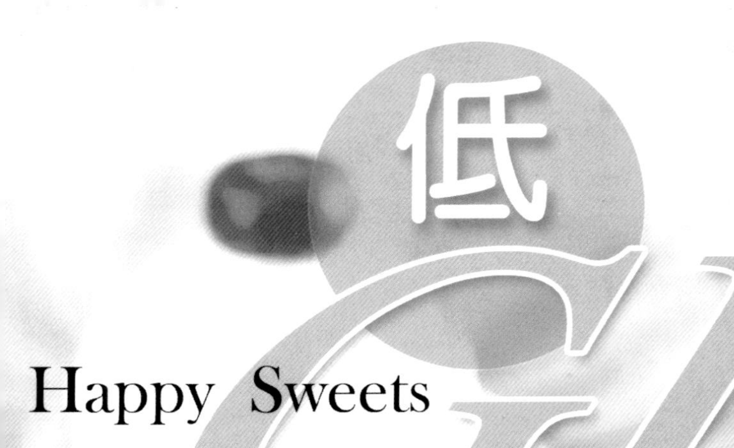

低GI烘焙易點心

Happy Sweets

素食料理專家

早乙女 修 & 蘇富家 【甜蜜製作】

！這麼好吃、這麼簡單、這麼健康！

人垂涎三尺！

不及待的享用幸福的滋味～

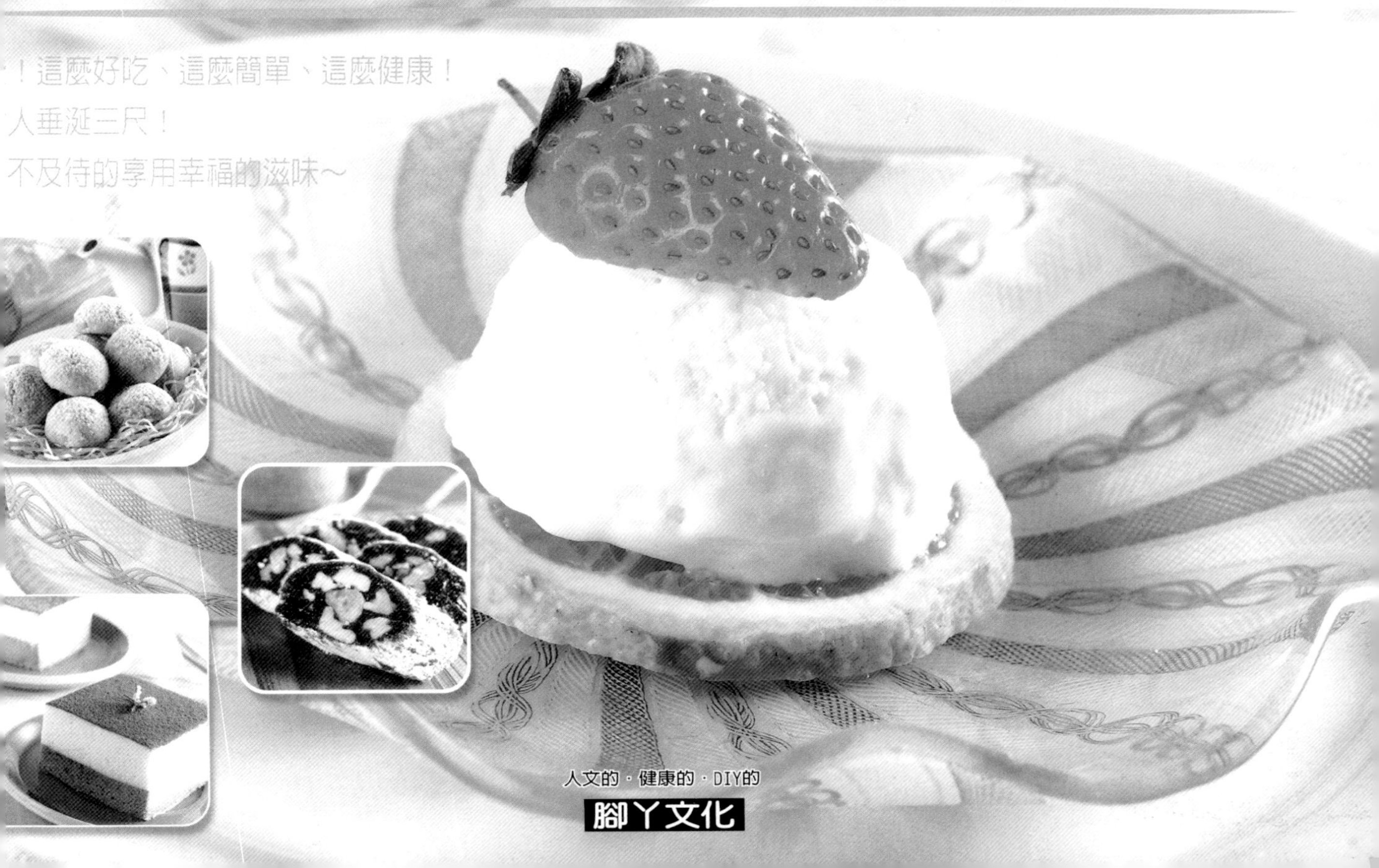

人文的・健康的・DIY的

腳丫文化